Atlas de histología

Plus universitario, Volume 1

Ksenia Basov

Published by Ksenia Basov, 2024.

While every precaution has been taken in the preparation of this book, the publisher assumes no responsibility for errors or omissions, or for damages resulting from the use of the information contained herein.

ATLAS DE HISTOLOGÍA

First edition. February 7, 2024.

Copyright © 2024 Ksenia Basov.

ISBN: 979-8224987702

Written by Ksenia Basov.

Gracias por adquirir el Atlas de Histología, este atlas se realizó con la finalidad de que sea mucho más sencillo estudiar esta materia y que podamos identificar de forma más rápida y precisa los cortes histológicos y lo que están contenidos en ellos.

Este libro posee imágenes las cuales fueron extraídas de láminas histológicas reales con diferentes tinciones, y cada una de estas imágenes a su vez posee una leyenda dentro de la misma para que podamos visualizar de forma más sencilla cada estructura.

Al adquirir este atlas no solo estás adquiriendo el libro, sino que además al final del libro encontrarás un código QR de telegram para que puedas pertenecer a un canal de estudio de diferentes tópicos interesantes para los estudiantes de salud.

Entérate de otras publicaciones y cursos en: estudiantedesalud.com[1]

---

1. https://estudiantedesalud.com/

Algunas de las tinciones utilizadas en el libro

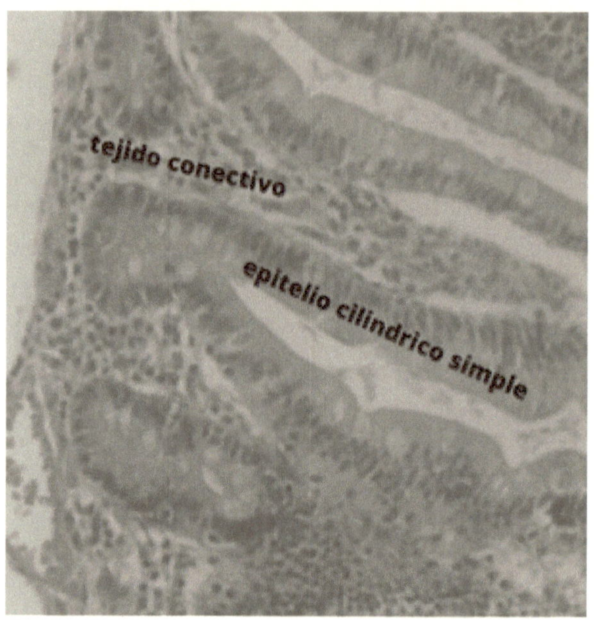

Hematoxilina Eosina:

En esta se pueden observar los núcleos de color morado o azulado (teñido por la hematoxilina) y el citoplasma de color rosado (teñido por la eosina).

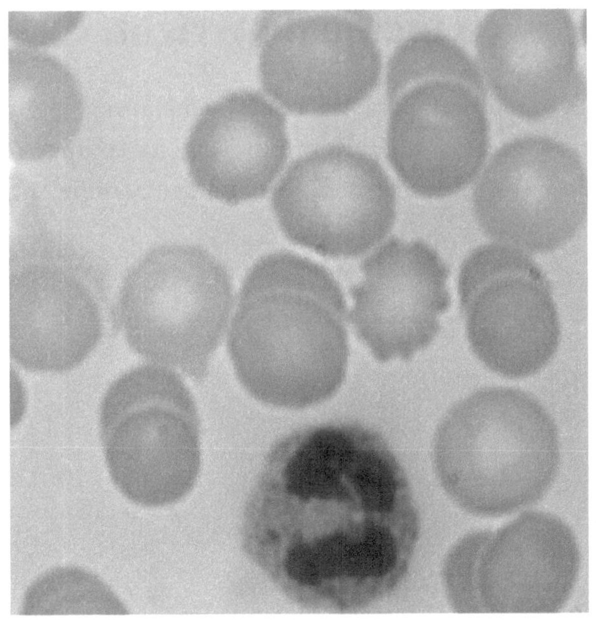

Tinción de Wright

Esta tinción se utiliza para las células sanguíneas, es una tinción modificada de la tinción de Romanowsky, está compuesta por azul de metileno y eosina disueltos en metanol que permite la fijación del colorante.

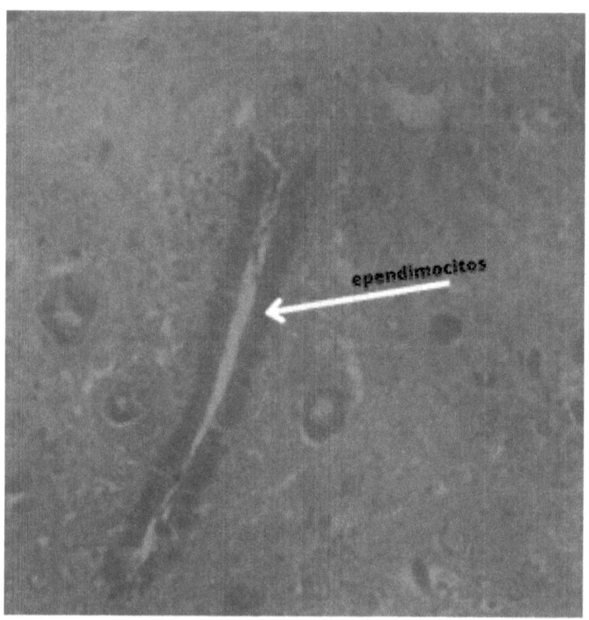

Tinción de Kluver Barrera

Permite una tinción azulada, se utiliza en el sistema nervioso se tiñe con el colorante Luxol-Fast-Blue.

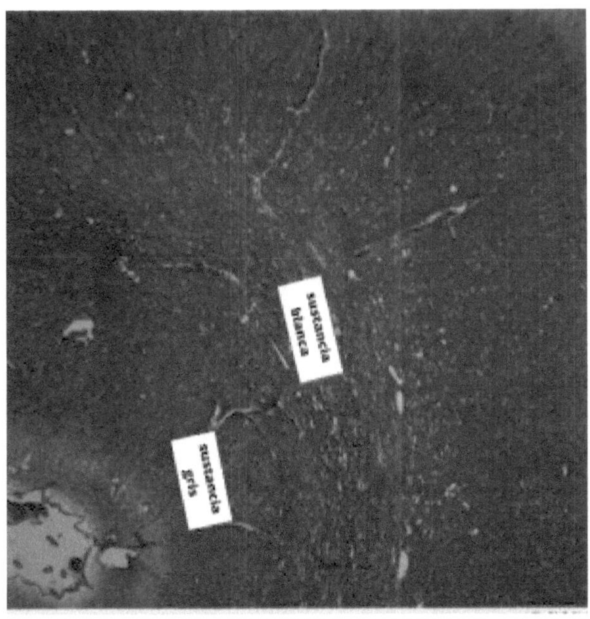

Tinción de Plata o argéntica:

Es una técnica frecuente de tinción en histología donde se utiliza para revelar detalles extremadamente finos.

Tipos de Cortes

Algo muy importante a evaluar es el tipo de corte, este en algunas láminas se puede abreviar como cl (corte longitudinal) y ct (corte tranversal) ambos cortes señalan datos muy importantes acerca del tejido, por ejemplo en el músculo esquelético estriado se aprecian las sarcómeras en el corte longitudinal, mientras en el transversal a penas y se puede apreciar las estriaciones en el tejido, pero en este se puede observar el endomisio y perimisio de una mejor forma, por lo cual ambos cortes nos ayudan a entender mejor el tejido que estamos estudiando.

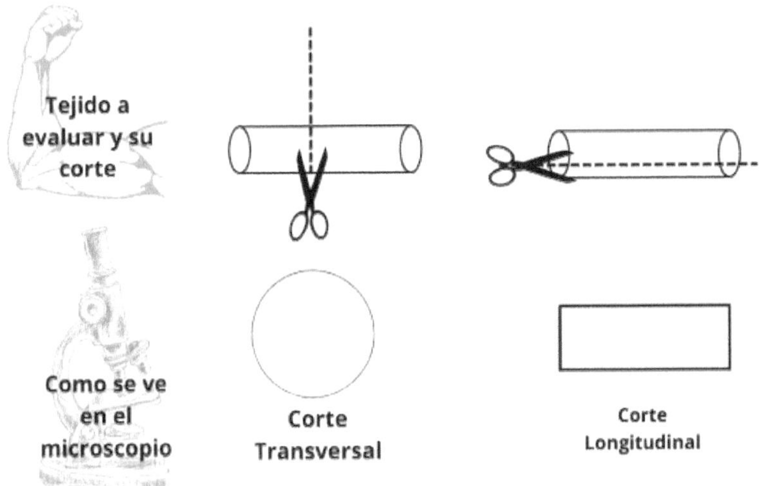

En esta imagen podemos apreciar que dependiendo de la dirección del corte podremos determinar si es transversal o longitudinal, si el corte es a lo LARGO del tejido se determina LONGITUDINAL, pero si el corte es a lo ANCHO del tejido se denomina corte transversal.

Célula

Las células pueden ser procariotas cuando nos referimos a las bacterias, y eucariotas cuando nos referimos al reino animal y vegetal, los virus en cambio no son células debido a que para poder replicarse requieren de una célula a la cual infectar. Todas las células poseen un núcleo y un citoplasma y a su vez el citoplasma contiene organelas delimitadas por membranas tales como (membrana plasmática, RER, REL, aparato de Golgi, mitocondrias, lisosomas, endosomas, y peroxisomas) y otras las cuales no se encuentran delimitadas tales como (microtúbulos, filamentos, centríolos y ribosomas) también podemos conseguir inclusiones tales como la grasa, pigmentos, glucógeno entre otras.

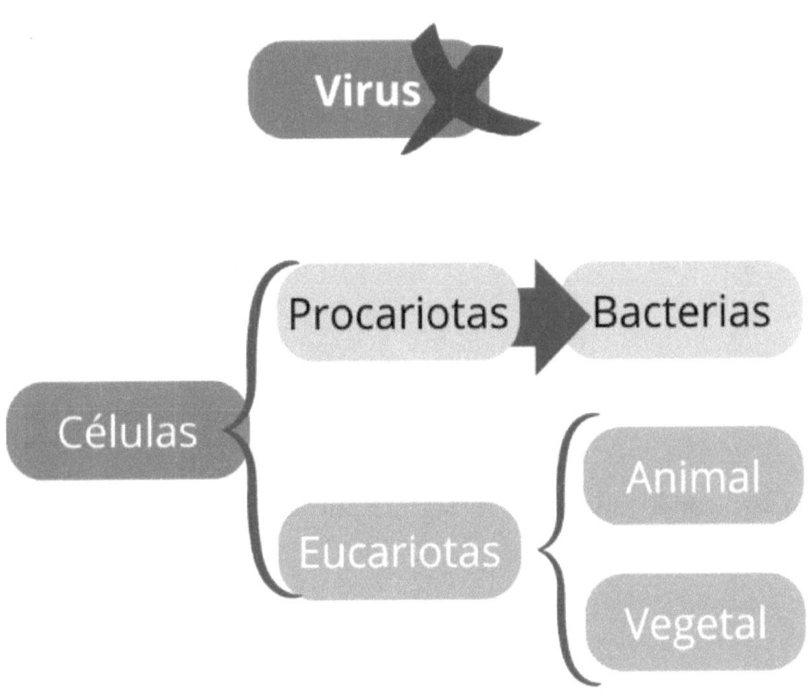

La célula está compuesta por el núcleo y el citoplasma el cual a su vez se conforma por organelas las cuales están limitadas por membranas y no limitadas por membranas, pero además de esto dependiendo de su función puede tener algunas inclusiones como la grasa en los adipocitos, o la melanina (pigmentos) en los melanocitos entre otros, algunas de estas organelas a su vez están compuestas por membranas mientras otras no.

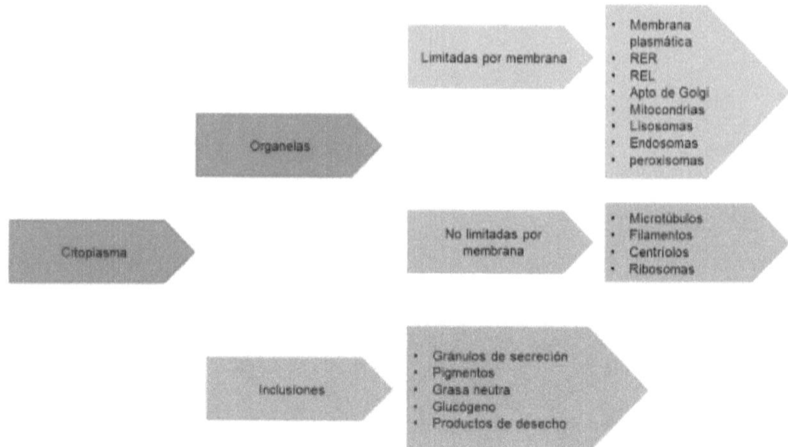

En este sentido cada una de las organelas tiene una función diferente:

Las organelas limitadas por membranas:

Membrana plasmática: ella recubre al citoplasma, es una bicapa lipídica con proteínas integrales, mediante procesos como la endocitosis y la exocitosis permite la entrada y salida de ciertos elementos de la célula.

Retículo endoplasmático Rugoso: Se continúa con el núcleo, es rugoso por la presencia de ribosomas dentro de su estructura, su función es la síntesis de proteínas que deben ser empaquetadas.

Retículo endoplasmático Liso: Se continúa con el RER, contribuye a la síntesis de colesterol y lípidos, y ayuda a detoxificar los fármacos y toxinas.

Aparato de Golgi: interviene en la modificación y empaquetamiento de macromoléculas las cuales son sintetizadas en el RER.

Mitocondrias: genera ATP, y también contribuye a la síntesis de algunos lípidos y proteínas.

Endosoma: son el producto de la invaginación de la membrana plasmática al fagocitar o al realizar un proceso de pinocitosis, por lo cual es una vesícula que posee en su interior un elemento, el cual está diseñado para destruirlo mediante su bomba de protones

Lisosoma: existen 3 estadios en el lisosoma, en el cual intervienen sus enzimas hidrolíticas para destruir los elementos fagocitados.

Peroxisoma: estos contienen enzimas oxidativas y catalasas, lo cual también intervienen en la destrucción de sustancias, pero además forman los radicales libres.

Organelas NO limitadas por membrana se encuentran:

los componentes del citoesqueleto los cuales son los microtúbulos (durante la división celular son vías secundarias para la traslocación de cromosomas y otros elementos por otra parte también se pueden conseguir en cilias y flagelos), filamentos delgados (microfilamentos estos son de actina) y filamentos intermedios.

Las inclusiones por su pate pueden ser: lípidos, pigmento, glucógeno, entre otras.

Además del citoplasma podemos encontrar al núcleo el cual se conforma por una envoltura nuclear con 2 capas, cromatina, nucleolo, y nucleoplasma.

Epitelio

Para poder imaginar el epitelio piensa en una célula unida a la otra mediante complejos de unión, al estar en esta íntima relación se puede deducir que el epitelio no posee vasos sanguíneos ni nervios dentro de su estructura por lo que debajo del mismo se encontrará un tejido conectivo o también llamado tejido conjuntivo el cual posee fibras y células dispersas en una matriz, así como vasos sanguíneos y nervios los cuales irrigan e inervan al epitelio.

El epitelio puede ser simple o estratificado, en el caso del epitelio simple está conformado por 1 sola capa la cual contiene células adheridas una a la otra mediante complejos de unión, por su parte el epitelio estratificado contiene varias capas de células de la cual el estrato superficial es el que determina su nombre si las células del estrato superficial son planas estaremos ante un epitelio plano estratificado sin importar como son las células de los demás estratos.

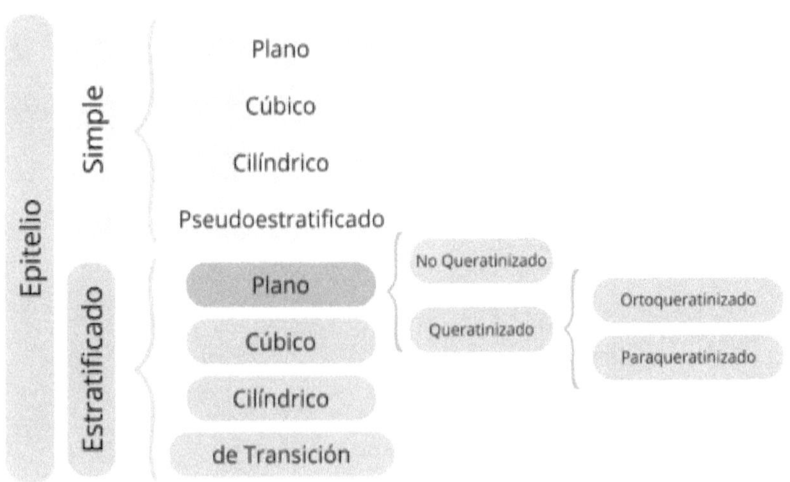

Veamos cada uno de los epitelios iniciando por los epitelios simples, en este caso puede ser plano simple (cuando las células son planas) cúbico simple (las células son de ancho, largo y profundidad de la misma medida es decir que son cúbicas), cilíndrico simple (cuando la altura es mayor en comparación a las otras medidas) y el seudoestratificado (cuando los núcleos difieren es decir que un núcleo se puede conseguir más arriba otro más abajo lo cual da la impresión de poseer varios estratos cuando en realidad es uno solo.

Epitelios simples

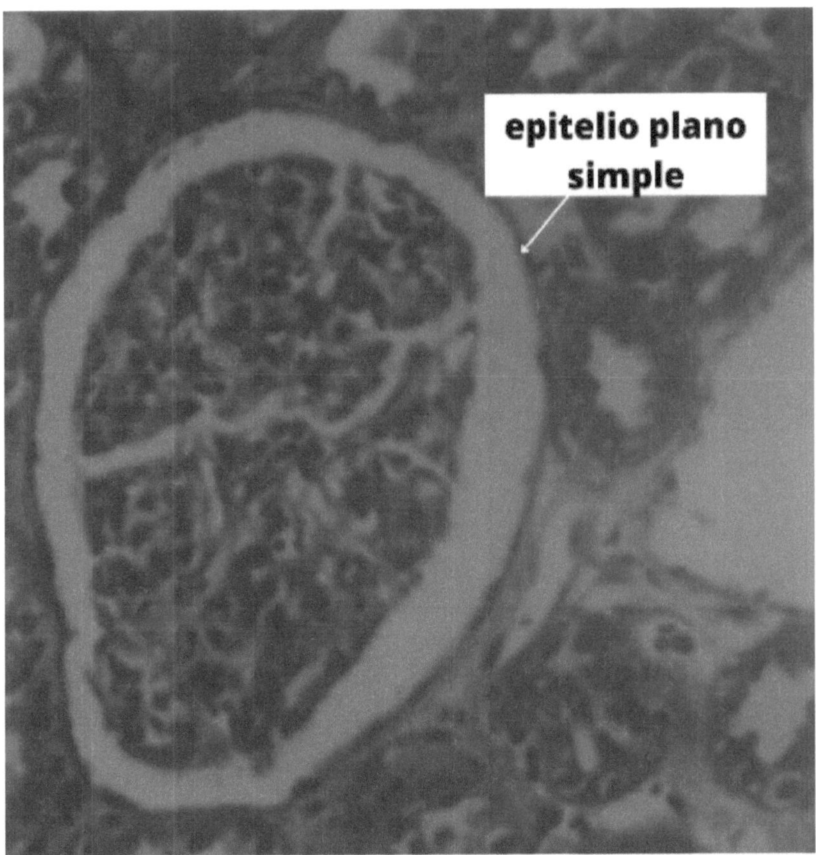

Este es un ejemplo de epitelio plano simple, nótese que existe una sola capa de células (alrededor de este podemos conseguir cúbico simple y tejido conectivo e internamente mayor cantidad de células, pero todo esto es porque nos encontramos ante un glomérulo), el epitelio plano simple también lo podemos conseguir en vasos sanguíneos con el nombre de endotelio, y en cavidades como mesotelio.

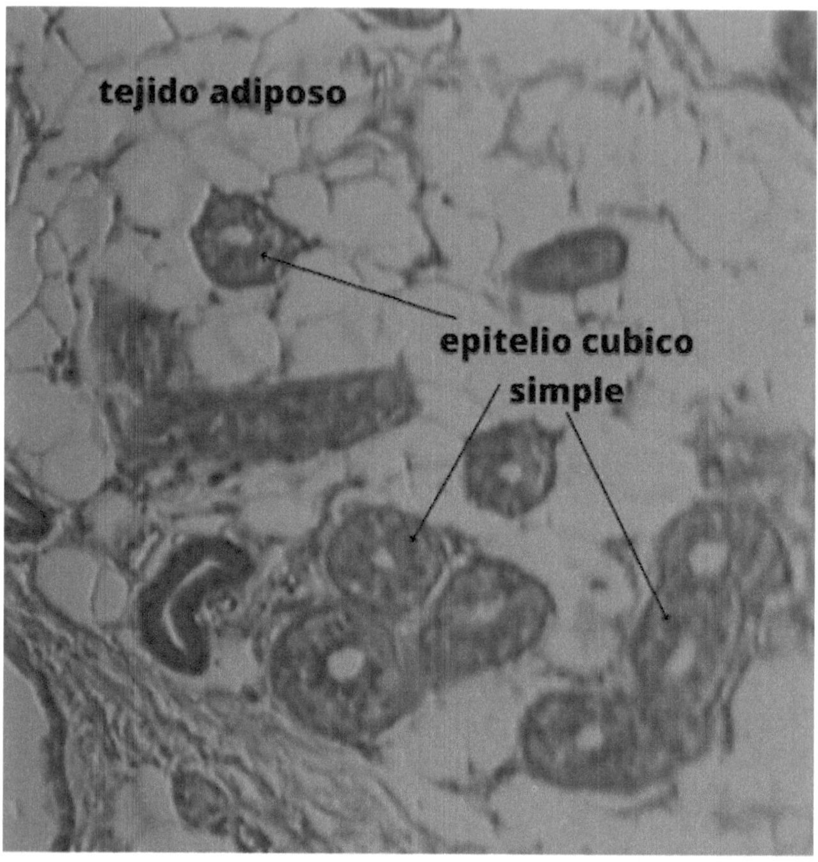

En el caso del epitelio cúbico simple lo podemos conseguir en diferentes conductos tales como los conductos de las glándulas, los túbulos renales, entre otros...

En este corte se puede evidenciar conductos con un epitelio cúbico simple entre el tejido adiposo, nótese que algunos son cúbicos bajos y otros altos, en algunos casos si los conductos son muy grandes también pueden llegar a ser epitelios cúbicos estratificados.

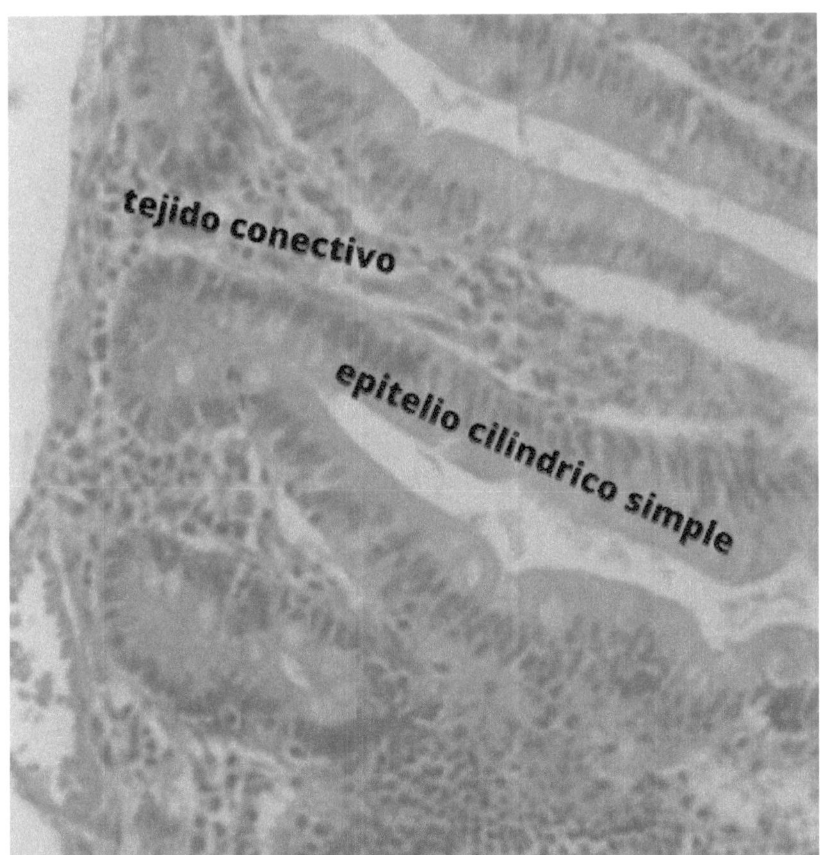

En este caso podemos evidenciar el epitelio cilíndrico simple el cual lo podemos conseguir en el sistema digestivo (a partir del cardias hasta el ano), este epitelio a su vez muchas veces tienen especializaciones en su superficie como es en el caso del intestino delgado en donde para ampliar la superficie de absorción (para poder absorber los nutrientes de los alimentos) dicho epitelio presenta microvellosidades.

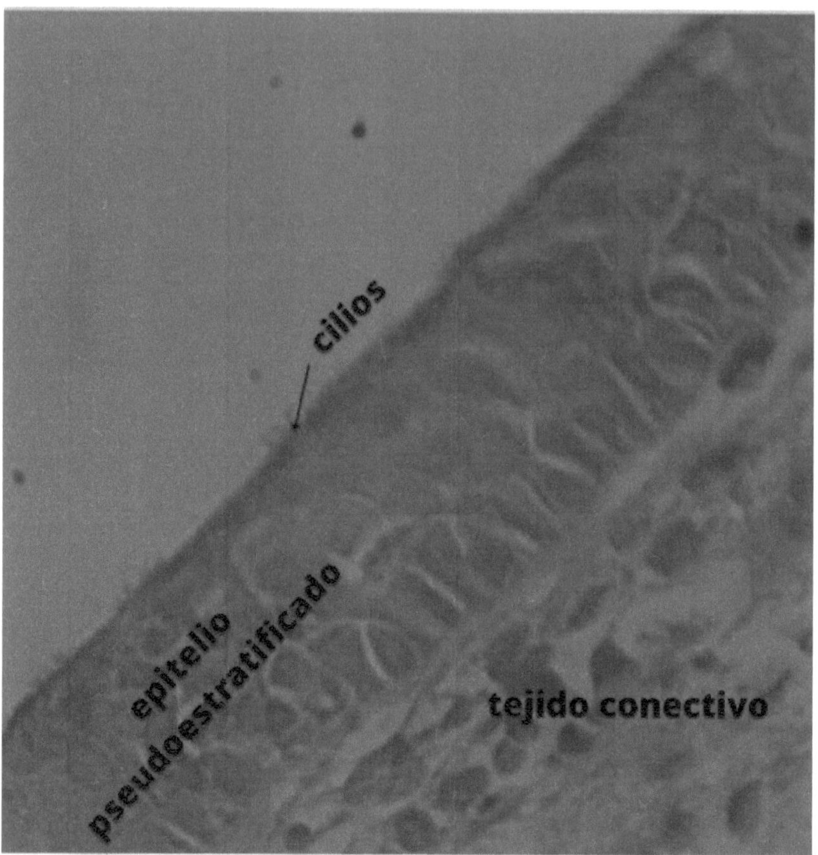

En el caso del epitelio seudoestratificado lo podemos conseguir en algunos conductos, en el epidídimo y en la vía aérea (cavidad nasal, bronquios, tráquea). En este corte podemos evidenciar la tráquea, donde el epitelio se encuentra recubierto por cilios esta modificación apical se observa en vía aérea donde permite filtrar el aire que pasa, así como calentarlo.

Epitelios estratificados

A diferencia de los epitelios simples estos se componen de 2 o más estratos de células, para poder identificar ante que tipo de epitelio nos encontramos debemos analizar la capa más superficial, por lo que si su estrato más superficial es plano es un epitelio Plano estratificado, si es cúbico su estrato más superficial entonces será cúbico estratificado y así sucesivamente.

El epitelio plano estratificado puede ser a su vez de 3 tipos por la presencia o no de queratina, pero... ¿Qué es la queratina? ¿Alguna vez se ha hecho una exfoliación, rascado la cabeza o comió una pizza caliente tal vez?, en las 3 situaciones lo más probable se desprendieron unas placas blancas a esto se le conoce como queratina y se va a encontrar en todos los lugares en donde exista roce es decir en piel, mucosa masticatoria.

Cuando el epitelio se encuentra queratinizado puede ser ortoqueratinizado o paraqueratinizado, mientras en el 1ro todos los núcleos de la capa más superficial desaparecieron en el paraqueratinizado se mantienen los núcleos de la capa más superficial con el nombre de núcleos picnóticos. Es importante recalcar que ambos epitelios el queratinizado y el no queratinizado difieren también en su estructura el no queratinizado posee 3 estratos, por su parte el queratinizado (orto o paraqueratinizado) posee 4 estratos para poder convertirse en queratinizado.

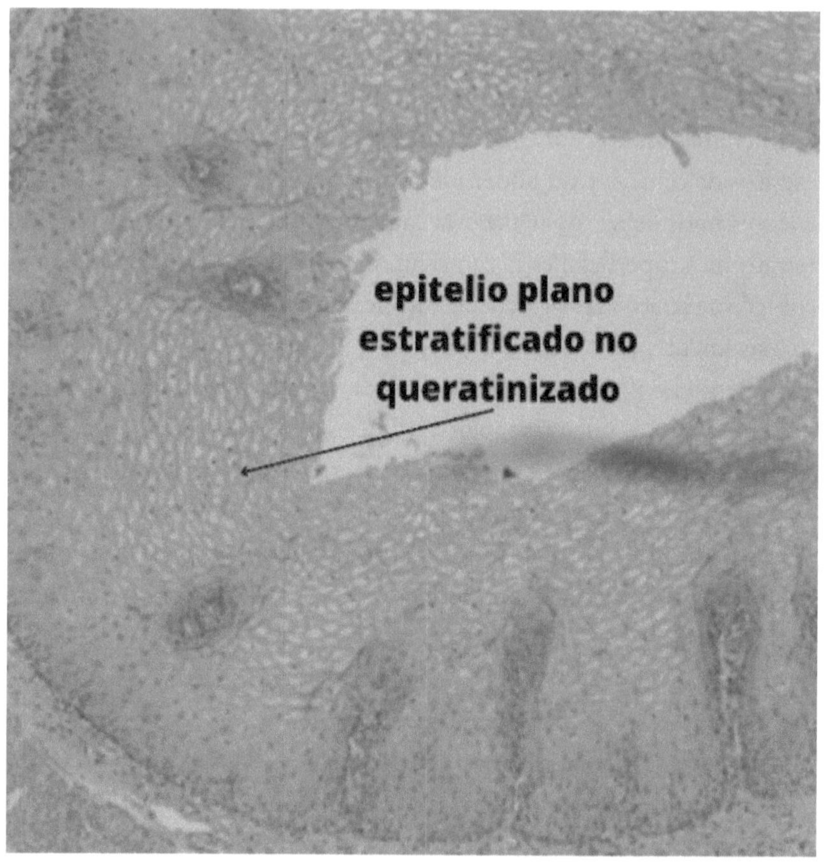

El epitelio plano estratificado no queratinizado lo podemos conseguir en el esófago como se puede observar en este caso, y también en la mucosa bucal de revestimiento (donde no existe roce por ejemplo piso de boca, carrillos cara interna, labio cara interna, paladar blando entre otros) y vagina, nótese que en el estrato más superficial las células son planas, mientras que en los otros estratos no lo son. En este corte podemos evidenciar un corte transversal en esófago.

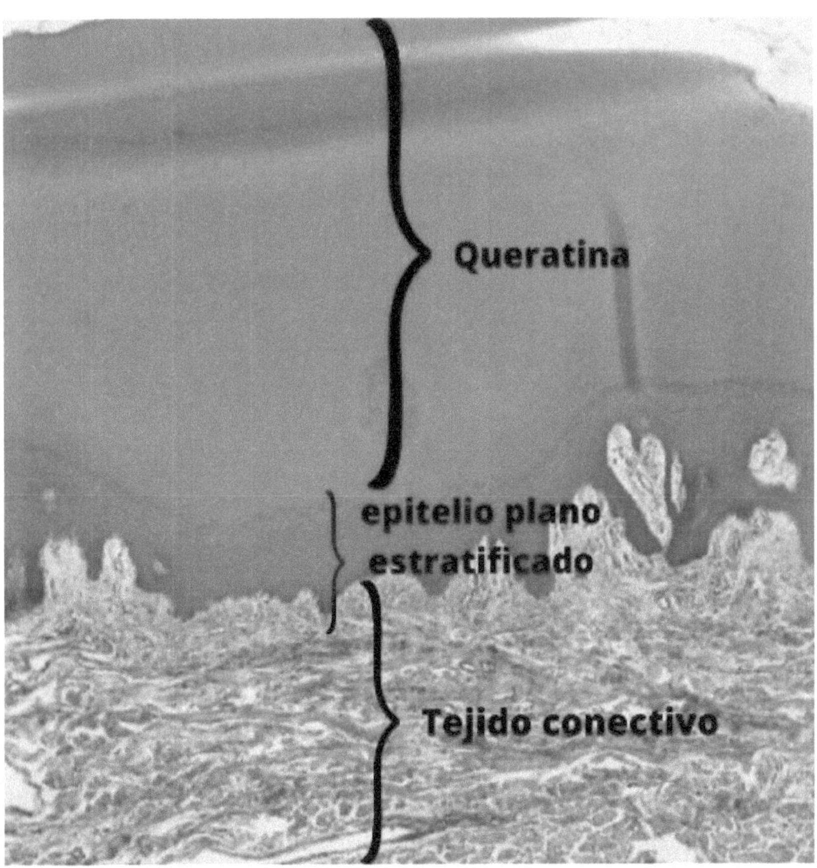

En este corte de piel posemos evidenciar un epitelio plano estratificado queratinizado el cual contiene abundante cantidad de queratina (si se observa en esta no posee núcleos las células) en el último estrato a las células se les reconocen como corneocitos o células córneas. En este corte podemos evidenciar la piel nótese la cantidad de queratina y el epitelio el cual a su vez posee crestas epiteliales.

Otros de los epitelios que podemos conseguir es el cúbico estratificado casi siempre en conductos de mayor tamaño, en especial las glándulas sudoríparas y el cilíndrico estratificado el cual le podemos conseguir en la unión anorrectal, conjuntiva del ojo entre otros.

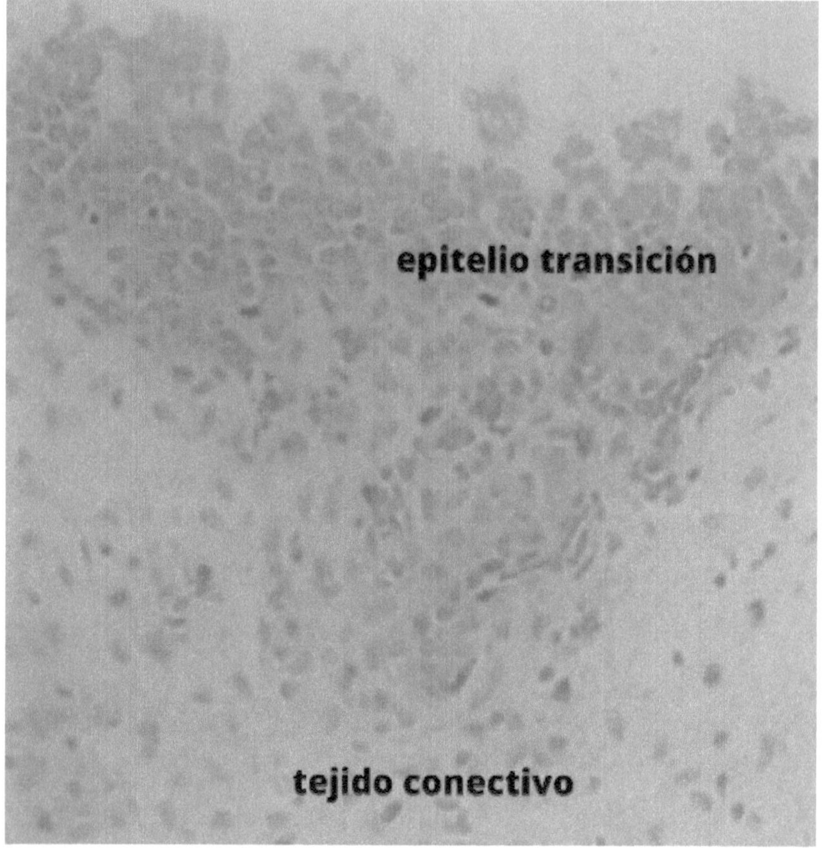

Finalmente, el epitelio de transición es un epitelio estratificado cuyas células se modifican, este epitelio le podemos conseguir en las vías urinarias (cálices renales, vejiga, uréteres, pelvis renal, y la porción proximal de la uretra), si existe un flujo urinario muy amplio las células pertenecientes al epitelio proceden a disminuir su tamaño por otra parte si existe un flujo escaso las células incrementan su tamaño, es por eso por lo que se le reconoce como epitelio de transición.

Es importante recalcar que los epitelios poseen especializaciones en su superficie apical (cilios, estereocilios y microvellosidades), en la superficie basolateral lateral (zónula occludente, zónula adherente, mácula adherente y unión de hendidura) y finalmente las especializaciones en superficie basal (hemidesmosomas), estas 2 últimas especializaciones de superficies se dedican a mantener las células unidas unas a las otras.

Tejido conectivo

El tejido conectivo puede ser embrionario en el cual el mucoso se encuentra en el cordón umbilical y el mesenquimático en el resto del embrión, y tejido conectivo de adulto que a su vez puede ser propiamente dicho (laxo, reticular, denso regular e irregular), y especializado (sangre, adiposo y tejido de sostén (hueso y cartílago)).

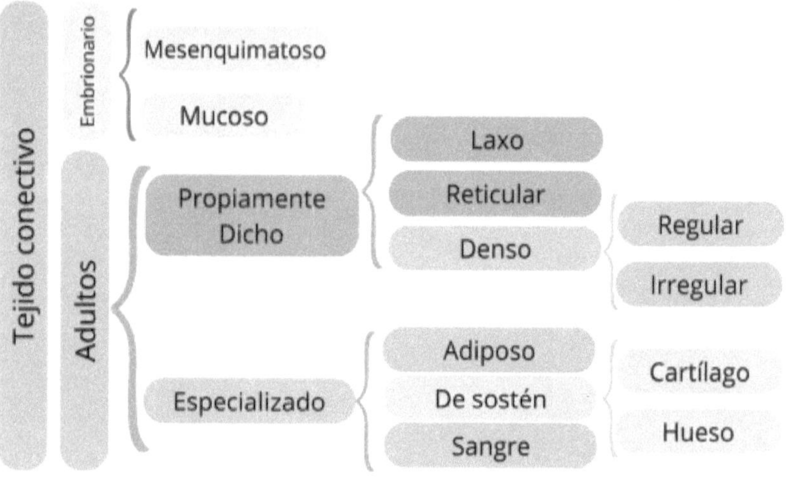

*Nota las bibliografías difieren con respecto al adiposo: bibliografías como el Geneser, refiere que el tejido conectivo adiposo es especializado, y además de esto lo indica como un tejido conectivo laxo, mientras el Gartner incluye el tejido conectivo adiposo en el grupo de tejido conectivo propiamente dicho.

Mientras el epitelio se conformaba de varias células unidas a través de complejos de unión, en el tejido conectivo estas células se mantienen suspendidas en una matriz extracelular (compuesta por: sustancia fundamental, líquido extracelular y fibras), las fibras pueden ser de colágeno (gruesas), elásticas (finas y con propiedades elásticas) y reticulares (en forma de red), el tejido conectivo si esta inervado y vascularizado y se encuentra por debajo del epitelio unido a el mediante la lámina basal, y contribuyendo a su vascularización e inervación.

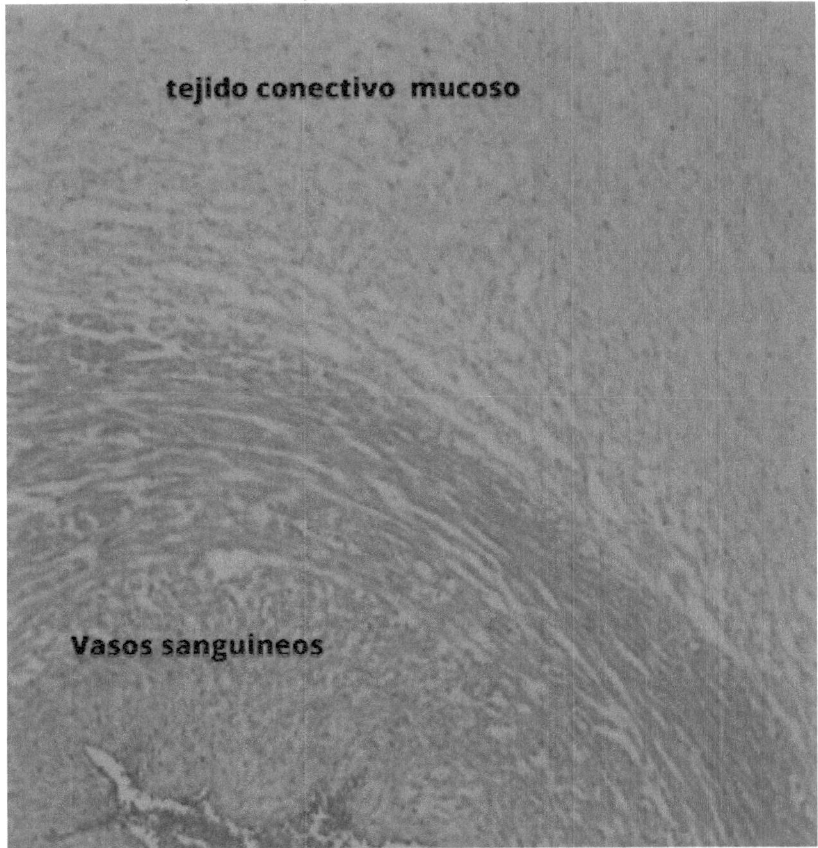

En esta imagen podemos observar el tejido conectivo de tipo mucoso el cual se encuentra en el cordón umbilical, si lo observamos en un objetivo más alejado el cordón umbilical tiene forma de carita triste o sonriente en su corte transversal y esto es debido a que posee 2 arterias y 1 vena la vena se colapsa (logrando que la carita sea triste o feliz) por su parte las arterias no se colapsan por el flujo sanguíneo y lo que se encuentra alrededor es el tejido conectivo mucoso.

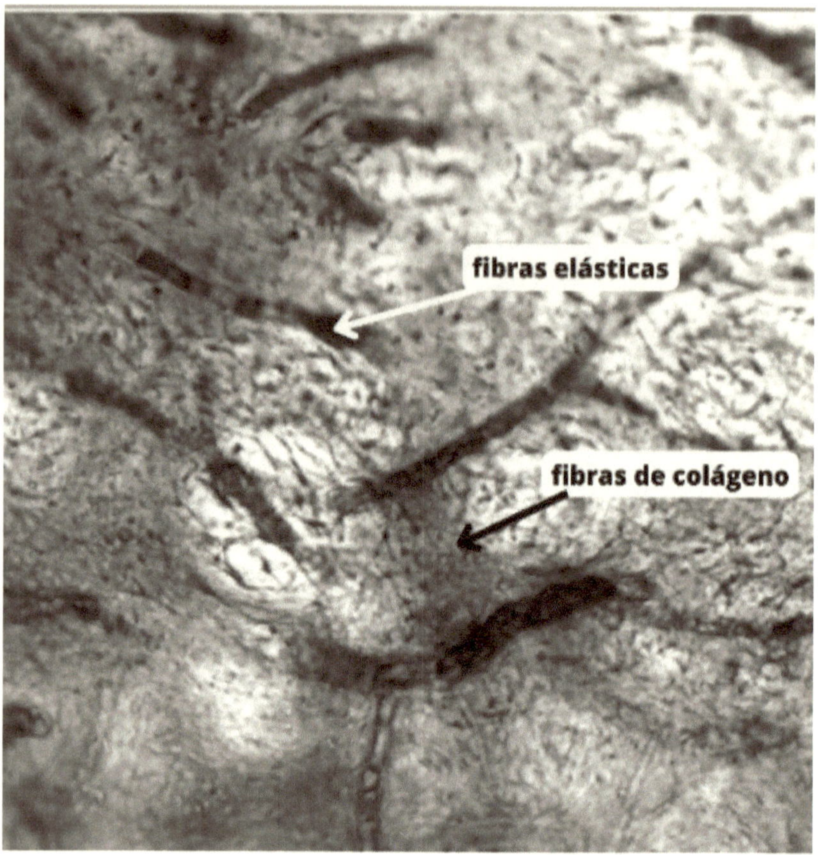

El tejido conectivo laxo se puede conseguir en diferentes zonas en el podemos evidenciar numerosos fibroblastos, fibras elásticas, fibras de colágeno y abundante sustancia fundamental. Nótese en este corte como se evidencian las fibras de colágeno con un espesor considerable, mientras las fibras elásticas mucho más delgadas, estas a su vez en la imagen se encuentran contraídas, mientras que cuando las evidenciamos relajadas se encuentran con curvatura (como si fueran unos rulos) la propiedad de elasticidad está dada por una proteína denominada elastina.

El tejido conectivo denso regular puede ser elástico cuando posee dentro de sus componentes fibras las cuales son elásticas y tienen la capacidad de contraerse y distenderse estas fibras son delgadas, por otro lado, las fibras colágenas son más gruesas y resistentes por lo que el tejido conectivo denso regular de colágeno se puede encontrar en los tendones y ligamentos.

El tejido conectivo especializado

A este tejido conectivo pertenece la sangre el tejido conectivo adiposo y el tejido conectivo de sostén el cual está conformado por cartílago y hueso.

Tejido conectivo adiposo

alrededor de un 20% del peso corporal de una persona adulta pertenece al tejido conectivo adiposo, el cual funciona como reserva energética, existen 2 tipos de tejido adiposo el unilocular también denominado amarillo o blanco que representa la mayor parte del tejido conectivo adiposo del adulto y el multilocular que se denomina marrón, este se encuentra en determinados sitios sus células contienen una gran cantidad de pequeños lípidos.

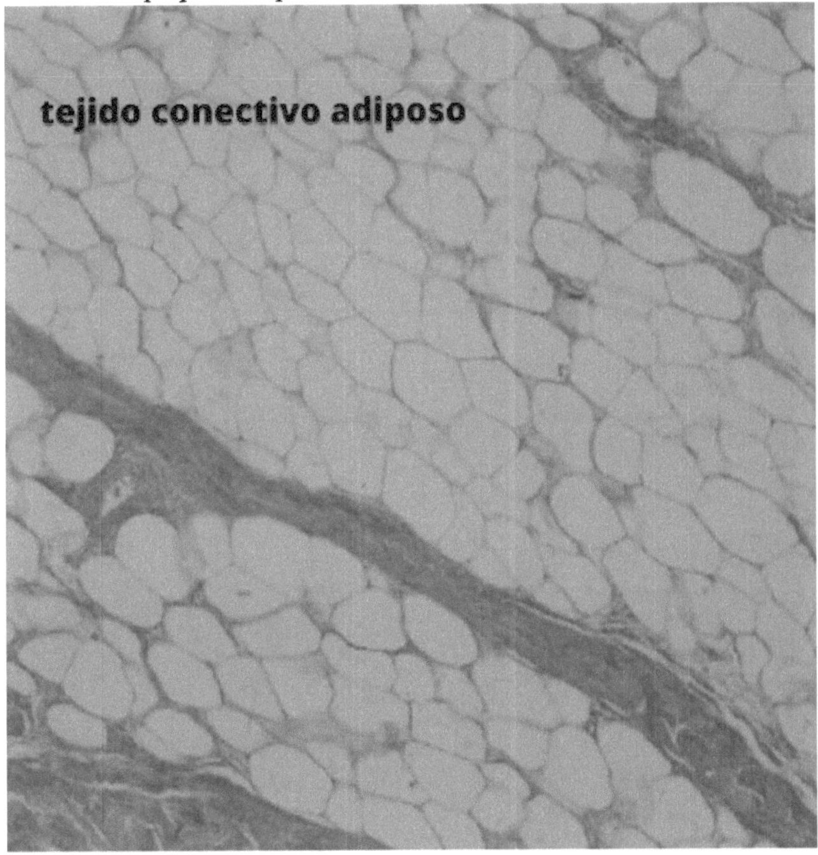

En esta imagen podemos apreciar el tejido conectivo adiposo unilocular, este es el más frecuente, y permanece durante toda la vida a diferencia del multilocular el cual podemos conseguir en el recién nacido y en los animales que hibernan, pero no en el adulto, se puede apreciar los numerosos adipocitos que se encuentran, recordemos que como estas son células con inclusión grasa no se tiñe por lo que lo vamos a evidenciar con un núcleo en la periferia y como una especie de burbuja transparente (ya que su citoplasma posee una inclusión notable de grasa).

Tejido conectivo de sostén: cartílago

El cartílago es un tejido muy importante ya que se encarga de soportar y amortiguar golpes, también se encuentra en las articulaciones permitiendo que podamos desempeñar diferentes actividades tales como caminar o masticar, y finalmente sirve de molde para el desarrollo de huesos largos los cuales se forman por una osificación endocondral.

	Cartílago embrionario	Cartílago hialino	Cartílago elástico	Fibrocartílago
Presencia de Pericondrio	Si	Si	Si	No
Colágeno	Tipo II	Tipo II	Tipo II	Tipo I
Particularidades	Es el cartílago hialino en su fase embrionaria	Grupos isógenos	fibras elásticas	
Coloración		Azul	Amarillo	Gris

Es importante recordar que el cartílago es avascular y a su vez no está inervado, en la mayoría de cartílagos podemos encontrar una lámina que lo cubre llamada pericondrio el cartílago a su vez puede ser: hialino (en el cuadro colocamos embrionario y hialino debido a que histológicamente se ven de forma diferente sin embargo se refieren al mismo, solo que está inmaduro), este cartílago es el más abundante, contribuye a la formación de hueso endocondral y le podemos conseguir en las superficies articulares, tráquea, cartílago nasal entre otros...

Cartílago elástico por su parte posee fibras elásticas dentro de sus componentes lo cual le confiere mayor flexibilidad, se pude encontrar en sitios como la epiglotis, oído externo, entre otros donde se requiere de esta flexibilidad.

Fibrocartílago: es el más resistente con respecto a los anteriores este contiene colágeno tipo I y no posee pericondrio a diferencia de los anteriores, lo podemos conseguir entre los discos intervertebrales, en la sínfisis púbica entre otros

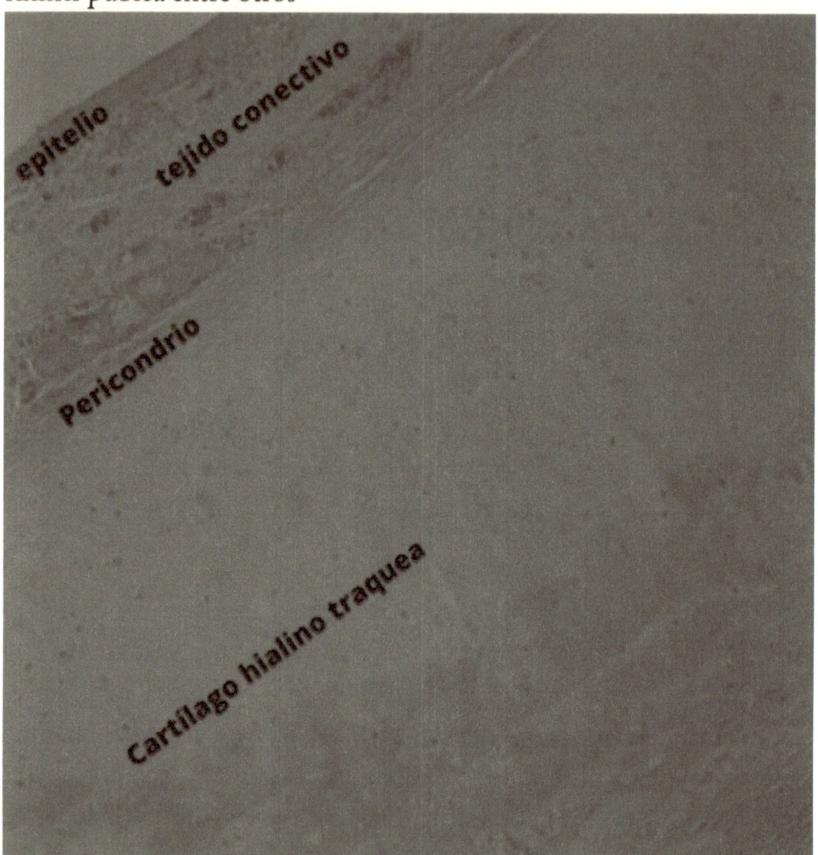

En este corte podemos observar la tráquea, presenta un pericondrio el cual está señalado en la imagen se puede observar posteriormente al tejido conectivo inmediatamente seguido podemos apreciar al cartílago hialino con sus grupos de condrocitos denominados grupos isógenos.

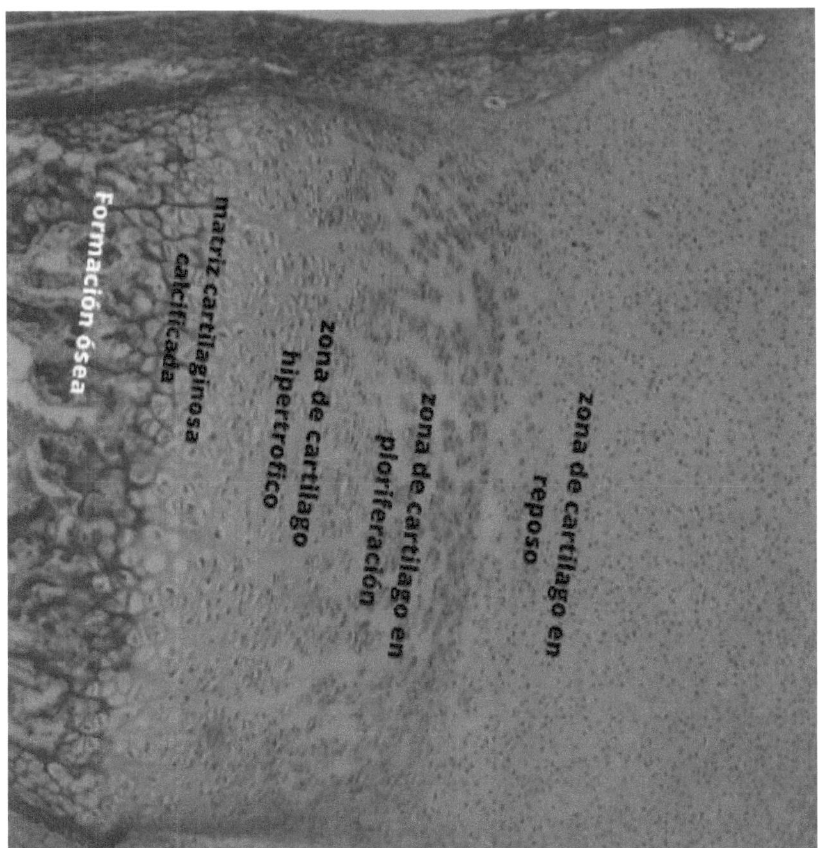

En esta imagen se puede observar la formación de hueso de tipo endocondral evidenciando formación ósea y parte de tejido cartilaginoso de tipo hialino con sus diferentes zonas. Recordemos que la osificación de tipo endocondral se realiza a partir de un molde de cartílago hialino el cual es penetrado por vasos sanguíneos creando un flujo bidireccional en donde ingresan células oseoprogenitoras iniciando el proceso de osificación, y manteniendo en la periferia al cartílago.

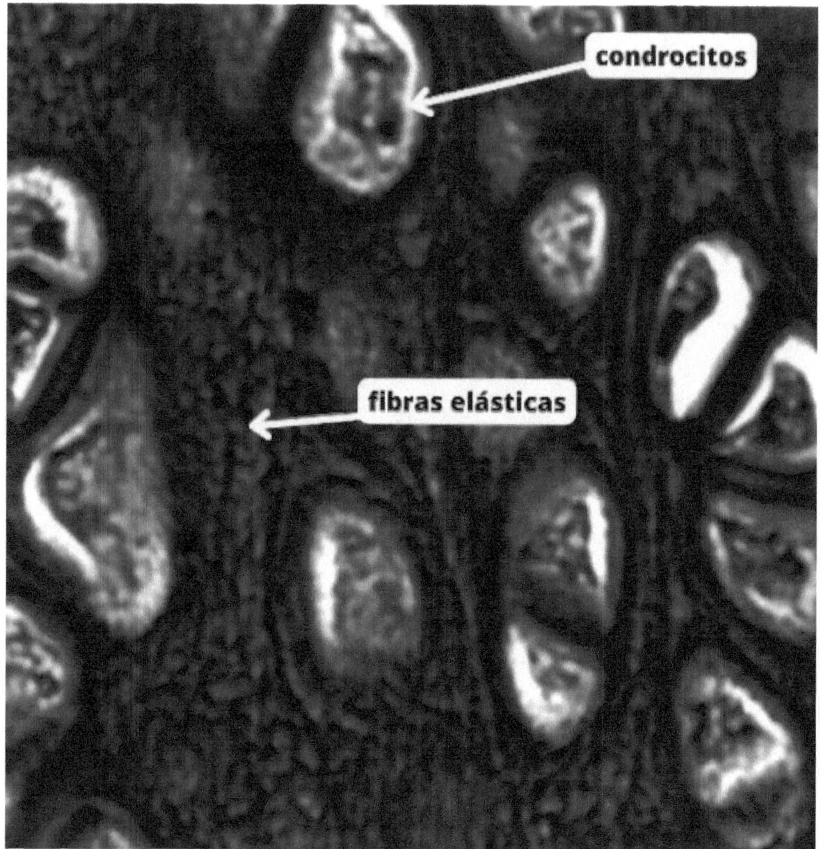

Podemos apreciar el cartílago elástico tomado de un corte de oreja, en donde se observan los condrocitos rodeados por fibras elásticas las cuales son delgadas y se encuentran abundantemente entre los condrocitos, esto le confiere la propiedad de flexibilidad.

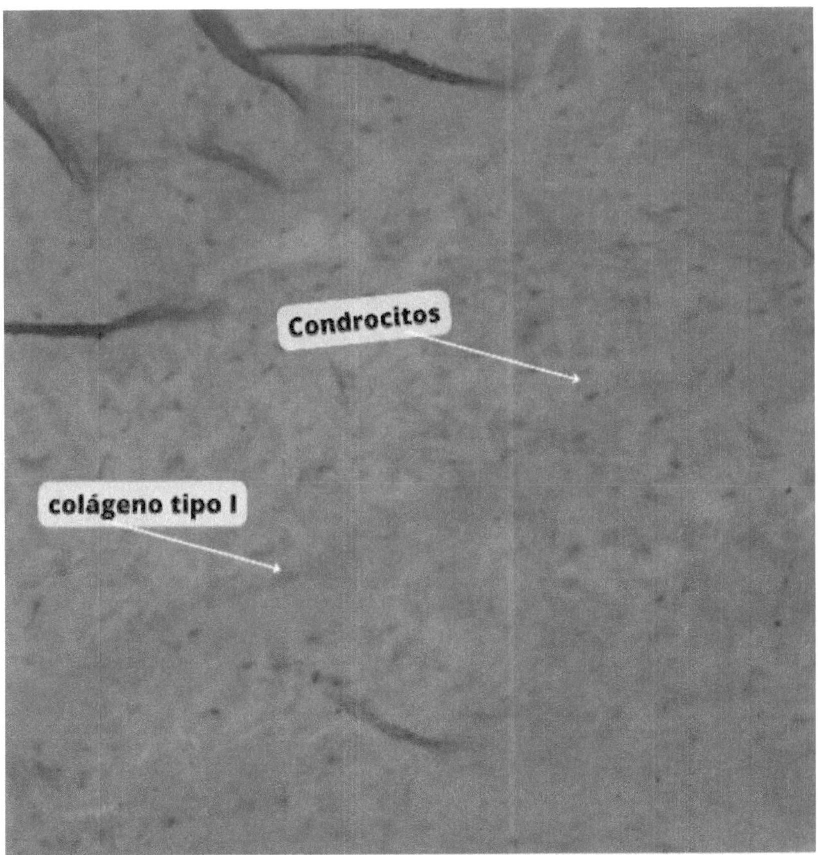

El fibrocartílago a diferencia de los anteriores presenta en su matriz colágeno tipo I el cual se encuentra en una disposición de hileras al observarlo en el microscopio lo relacionamos con un tejido conectivo denso (debido a la disposición de las fibras), sus condrocitos son mas pequeños, finalmente este cartílago difiere del resto debido a que no posee pericondrio.

Tejido de sostén: Hueso

El tejido óseo es muy importante debido a que contribuye con el sostén, locomoción, protección y forma de nuestro cuerpo mediante el esqueleto, también contiene la médula ósea que forma los elementos sanguíneos (hematopoyesis), y almacena minerales.

El tejido óseo se puede formar a través de una formación endocondral (huesos largos con un molde de cartílago hialino previo), e intramembranosa (huesos del cráneo que se forman a partir de una especie de núcleo óseo el cual va incrementando hasta formar el hueso en su totalidad), y a su vez puede ser compacto (este está formado por osteonas, se puede conseguir en los huesos del cráneo así como en la parte externa de los huesos largos) y trabecular o esponjoso (se puede conseguir en la parte interna de los huesos largos).

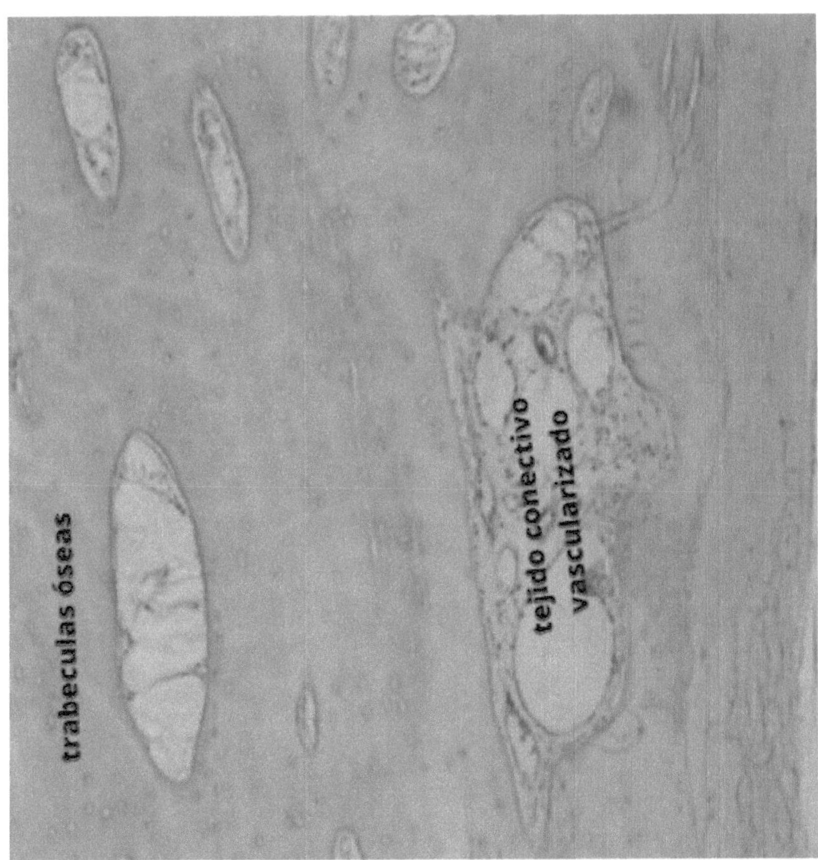

El hueso es otro tipo de tejido conectivo especializado en esta imagen podemos ver hueso trabeculado, en vez de osteonas lo observamos en forma de trabéculas en donde en medio de ellas existen espacios con tejido conectivo vascularizado es decir que poseen vasos sanguíneos, los osteocitos se encontrarán a lo largo y ancho de estas trabéculas, ejerciendo su función mecanoreceptora y formando estas trabéculas.

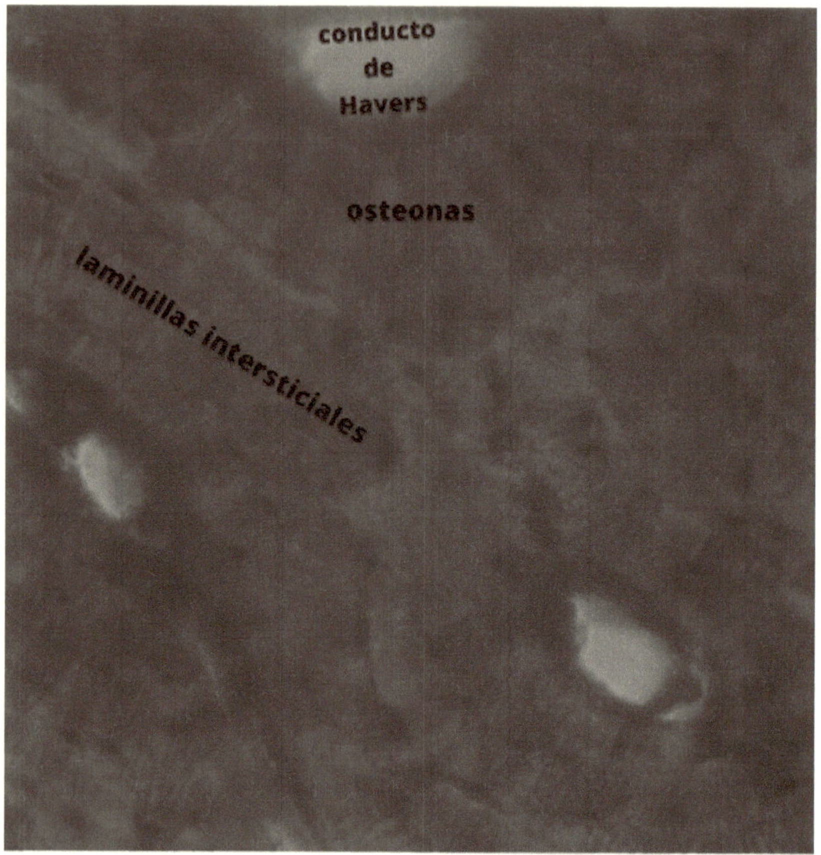

En el caso del hueso cortical él se va a encontrar dispuesto en osteonas con un sistema de vascularización comprendido por el conducto de Havers y de Volkman, estas osteonas tienen osteocitos a su alrededor, en formas de laminillas circulares de varias capas.

Tejido conectivo especializado: sangre

La sangre es un tejido conectivo especializado el cual es fluido y se va a encontrar exclusivamente dentro de los vasos sanguíneos, esta conformado por abundante sustancia intracelular la cual se le conoce como plasma y las células entre las cuales destacan:

Los eritrocitos (glóbulos rojos): Se encuentran en una proporción de 3.6 a 5 por 10^6celulas/mm^3 en el caso del sexo femenino y en el caso del sexo masculino en una proporción de 4.2 a 5.4 por 10^6celulas/mm^3 estas son células que no presentan núcleo y se encargan de oxigenar los órganos debido a que transporta oxígeno y dióxido de carbono, en este sentido tampoco presenta organelas, al pasar por el bazo pierden parte del plasmalema, su vida promedio es de 120 días.

los trombocitos: células que no contienen núcleo ni organelas, su vida media es de 7 a 11 días, su proporción es de 150.000 a 400.000 por microlitro.

Los leucocitos por su parte se encuentran en una proporción de 4000-11000 células/mm^3 estas células se encargan de la defensa del organismo a su vez existen leucocitos que poseen gránulos (serie granulocítica) y otros que no presentan (agranulocitos)

Serie granulocítica:

Neutrófilos: posee un núcleo el cual está divido en 3 a 5 lóbulos unido mediante filamentos de cromatina su proporción en sangre es de 40-75%

Eosinófilos: es bilobulado, sus gránulos son eosinófilos, su proporción en sangre es del 1-6%

Basófilos: tienen un núcleo con 2 a 3 lóbulos los cuales pueden presentar forma de S, sus gránulos se tiñen con menos intensidad su proporción es de 0-2%

Serie agranulocítica:

Linfocitos: son células pequeñas, su núcleo es redondeado, se encuentran en una proporción entre 15-45%

Monocito: tienen un núcleo en forma de riñón, abundante citoplasma el cual tiene un doblez en el borde de este, se encuentra en una proporción de 1-10%

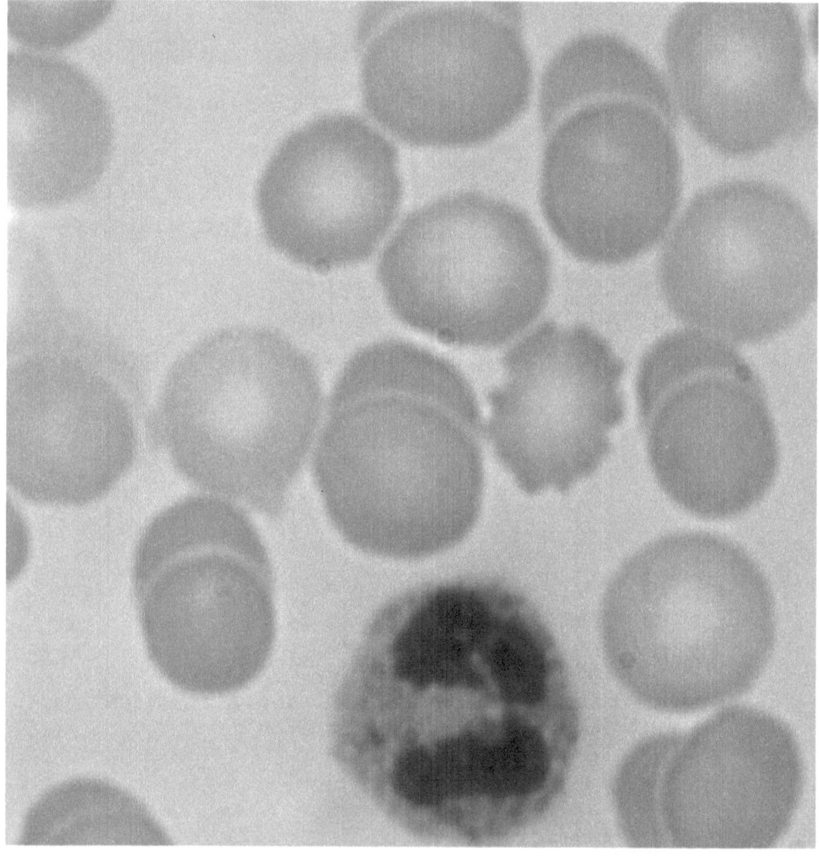

En este corte podemos observar eritrocitos (se ven de color rosa claro) si se fijan existen unos con formas circulares y otros con formas de estrellas (la forma de estrella es por encontrarse en un medio hipertónico) en su estado natural el eritrocito es bicóncavo, sin presencia de organelas ni núcleos, por su parte la célula que se observa de color lila es un eosinófilo se puede observar el núcleo los cuales son lobulados, así como sus múltiples gránulos.

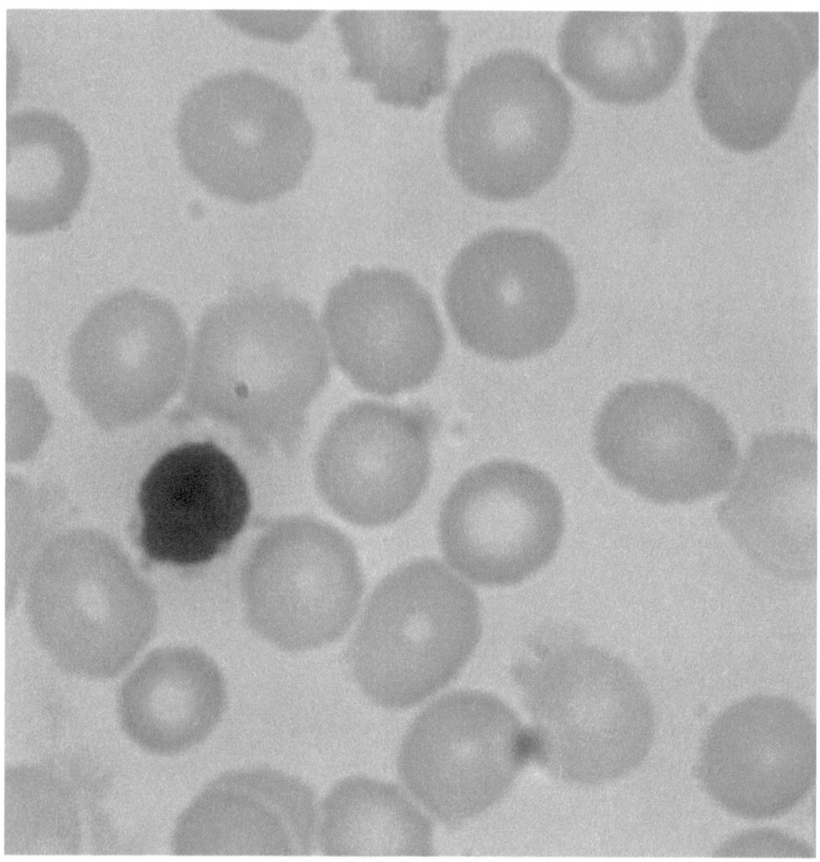

En este corte podemos observar un linfocito, el cual es de un tamaño pequeño y además de esto presenta 1 núcleo central que ocupa una gran parte de la célula.

Tejido muscular

El músculo puede ser de 2 tipos: liso o estriado, el estriado a su vez puede ser visceral, esquelético o cardíaco, la diferencia entre el músculo liso y el músculo estriado es básicamente la presencia de sarcómeras la cual es la unidad funcional del músculo, en este sentido las sarcómeras se encuentran presentes en el músculo estriado mas no se encuentran en el músculo liso

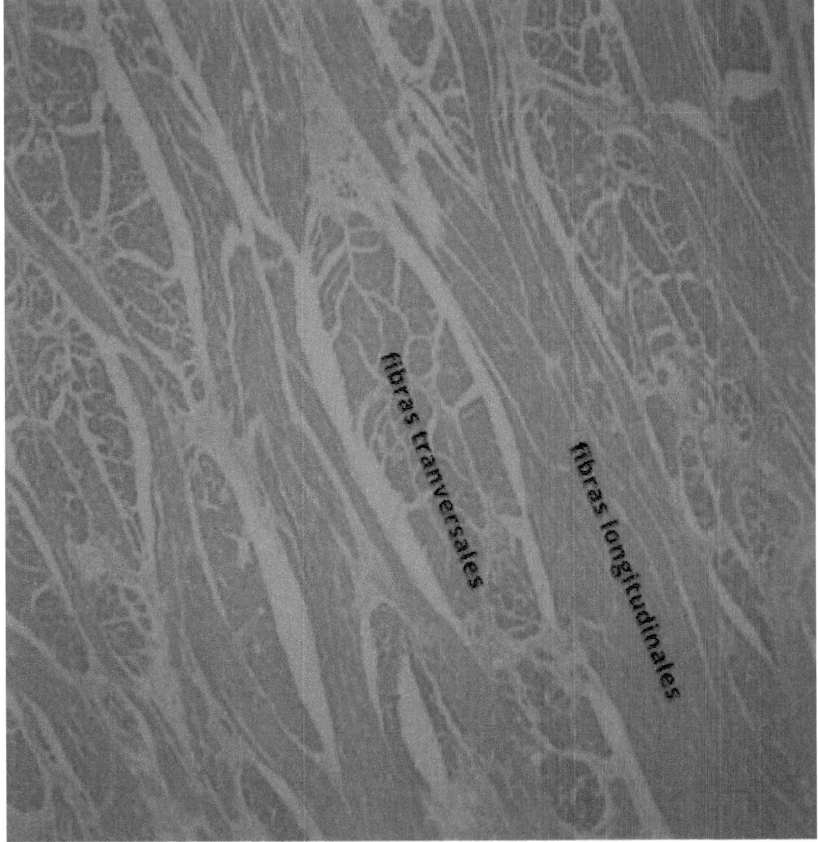

En este corte podemos apreciar el músculo visceral estriado, este se puede conseguir en la lengua, aquí podemos evidenciar disposiciones

transversales y longitudinales de las fibras musculares correspondientes a los músculos intrínsecos de la lengua.

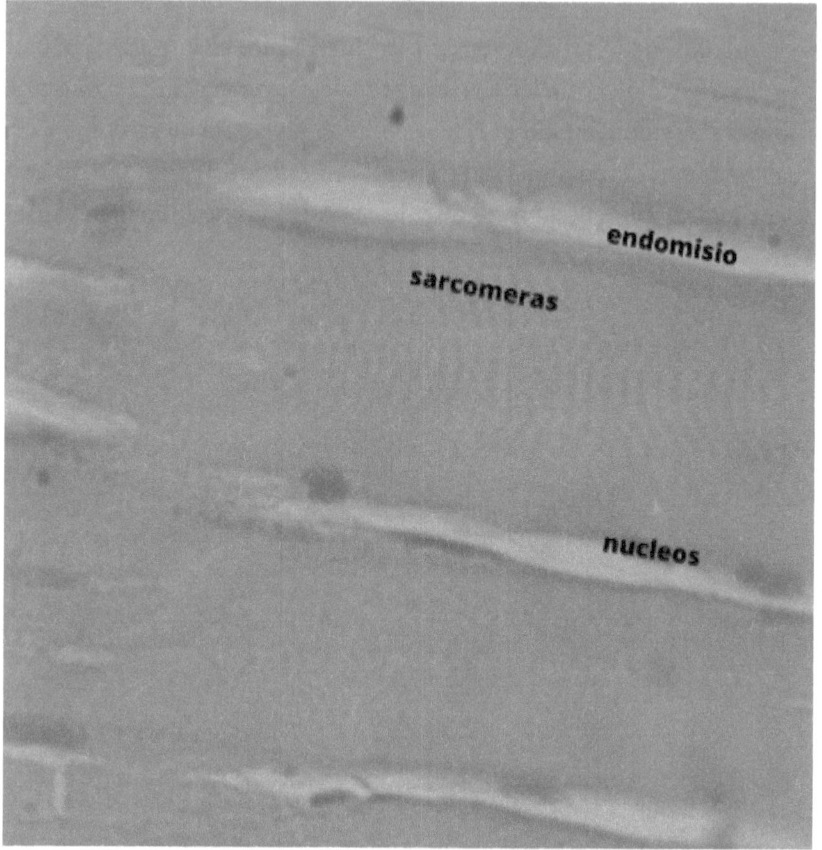

Este es un corte longitudinal del músculo esquelético estriado, en el podemos evidenciar las sarcómeras (lo que le confiere visualmente las estriaciones a este músculo y la capacidad de una contracción más rápida en comparación al músculo liso), los núcleos periféricos y entre cada una de las fibras podemos observar una capa de tejido conectivo llamada endomisio (lo que se observa de color blanco)

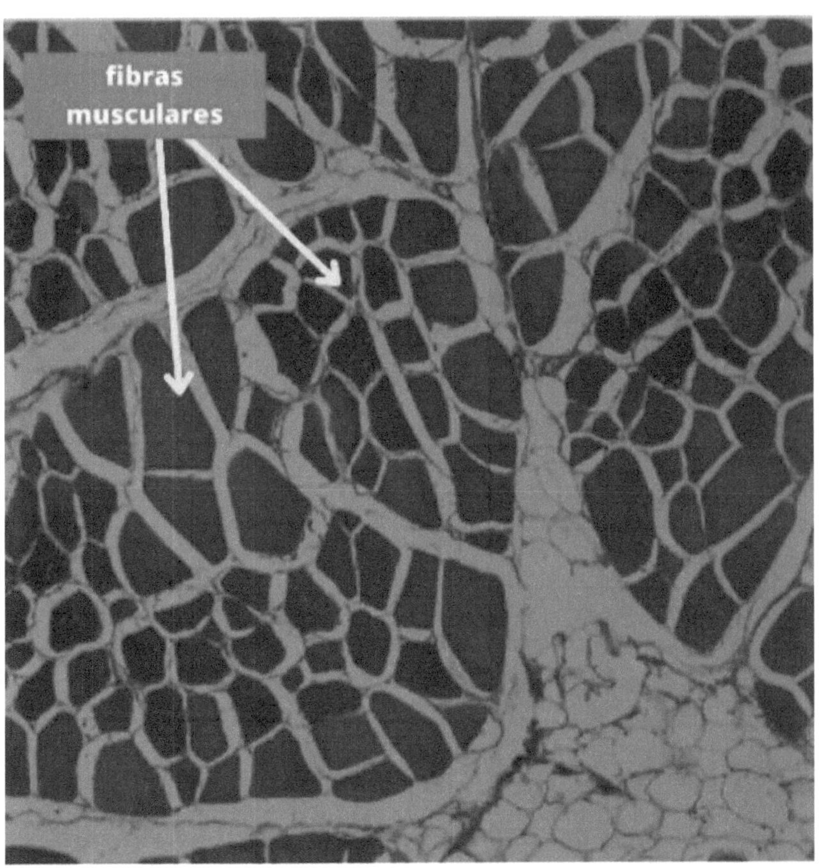
fibras
musculares

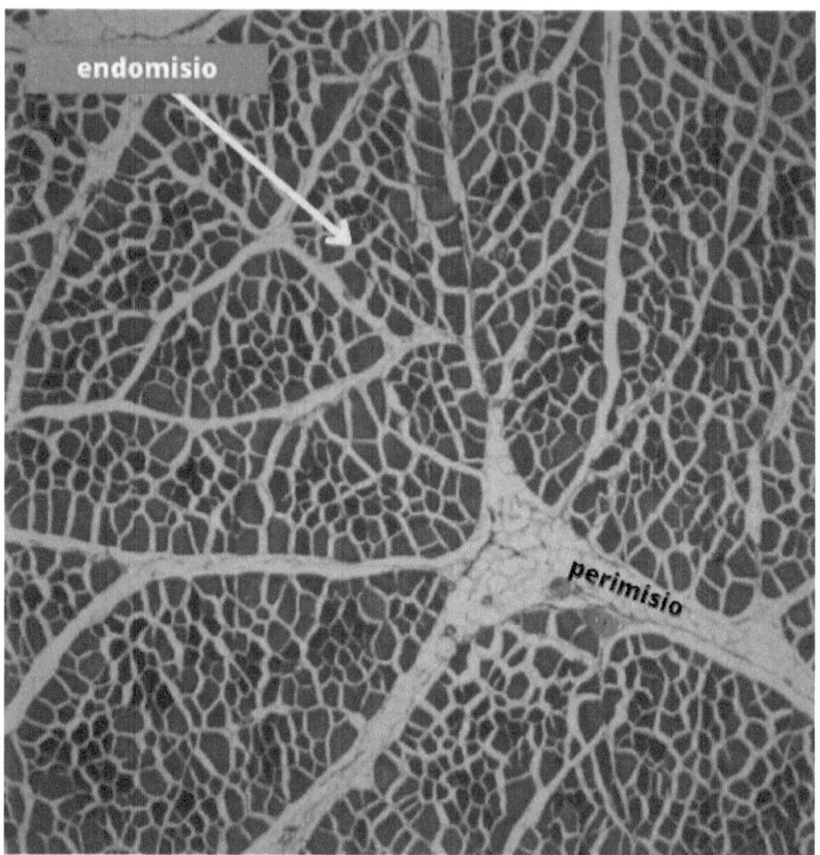

Estos son cortes transversales del músculo esquelético estriado en el cual podemos observar las fibras musculares entre ellas se encuentra el endomisio separando las fibras musculares, posteriormente a esto podemos evidenciar el perimisio que separará grupo de fibras musculares y la capa más externa es el epimisio la cual rodea a todo el conjunto del músculo esquelético (este último no se evidencia en estos cortes)

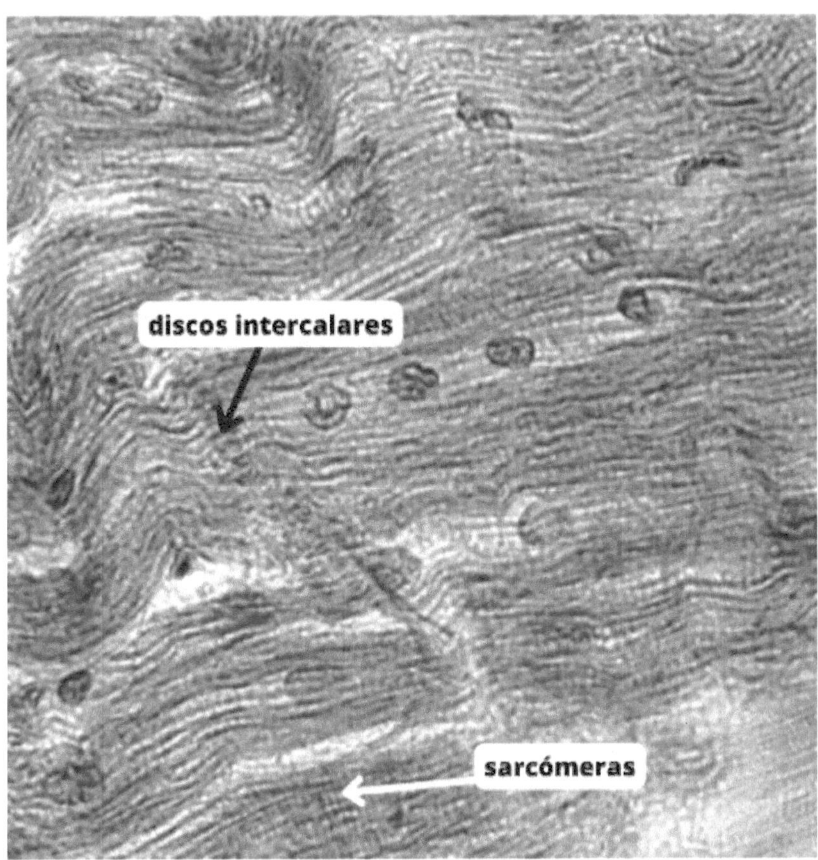

Por su parte el músculo cardíaco presenta un núcleo central a diferencia del esquelético el cual es periférico, pero además de esto presenta los discos intercalares que separa una célula muscular de otra, en esta imagen podemos observar un corte longitudinal del músculo cardíaco el cual podemos conseguir en la capa miocárdica.

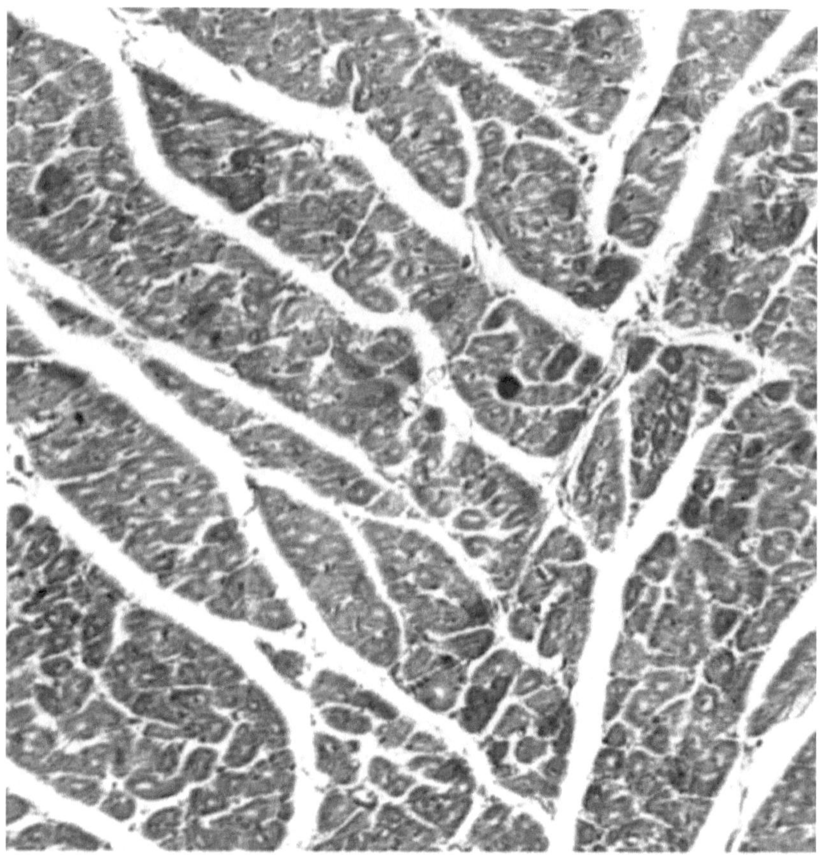

Este es un corte transversal del músculo cardíaco se pueden observar las fibras cardíacas, las cuales tienen forma poligonal, y en algunos se puede evidenciar núcleos centrales, así como en otros no se evidencian, los discos no se evidencian en este corte.

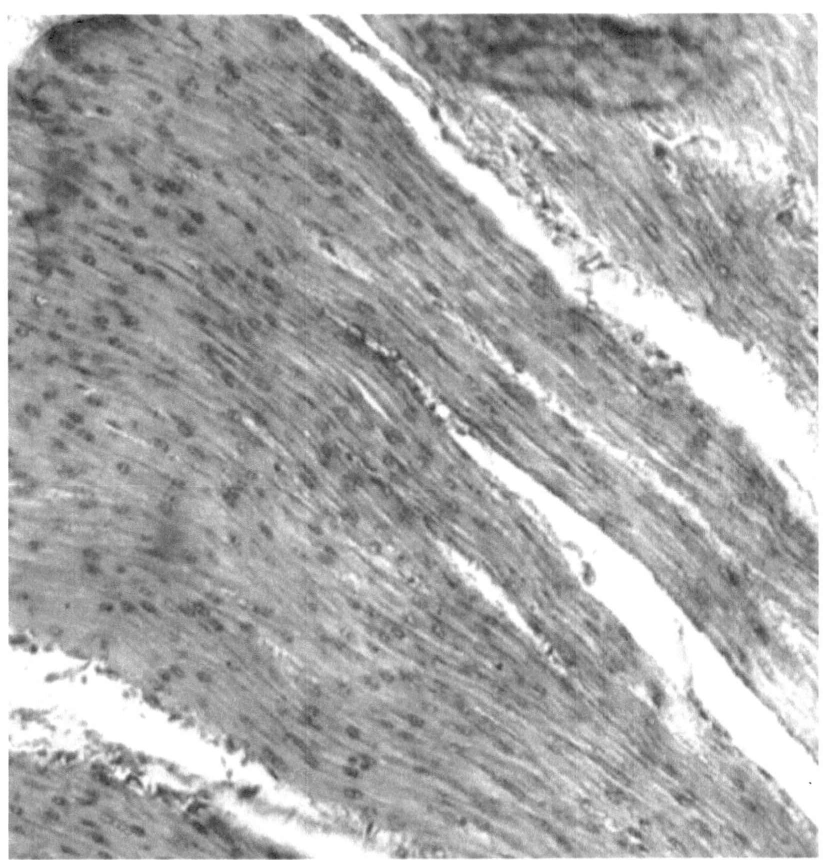

Finalmente, el músculo liso no presenta sarcómeras por lo que su aspecto es (liso), logra contraerse y distenderse lentamente gracias a sus cuerpos densos y los filamentos de actina y miosina que se encuentran entre ellos, este corte es longitudinal y en el podemos apreciar la textura del mismo, así como su núcleo central.

Tejido nervioso

Al estudiar el tejido nervioso, podemos dividirlo en SNC (sistema nervioso central) y SNP (sistema nervioso periférico) a pesar de que es muy extenso al separarlo nos permitirá estudiarlo de forma más sencilla, cada uno está compuesto por neuronas, y células de sostén en este sentido las células de sostén del SNC son: microglía, ependimocitos, astrocitos y oligodendrocitos; y en el SNP las células de Schwann y las células satelitales; por otra parte las neuronas pueden ser sensitivas o aferentes, motoras o eferentes e integradoras, en este apartado observaremos algunos cortes referentes al sistema nervioso

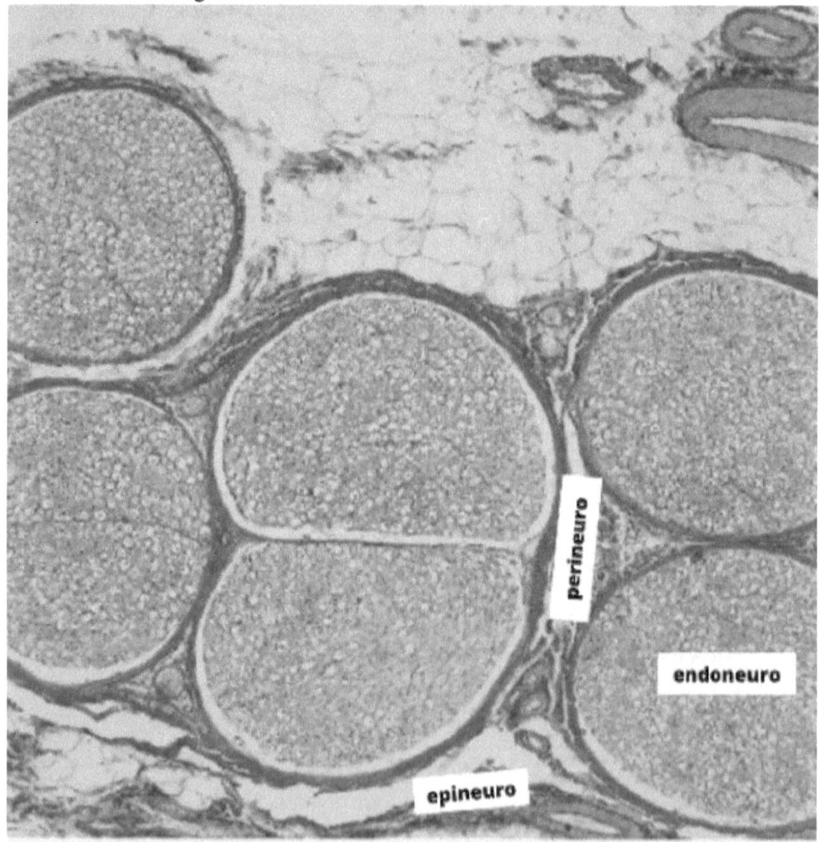

En este corte podemos observar un nervio periférico con 3 capas (utilicemos la nemotecnia EPEN) una capa externa de tejido conectivo denominada E̲pineuro, una intermedia P̲erineuro y una íntimamente relacionada con los fascículos nerviosos llamada E̲n̲doneuro, también podemos evidenciar las fibras nerviosas dentro de estas capas.

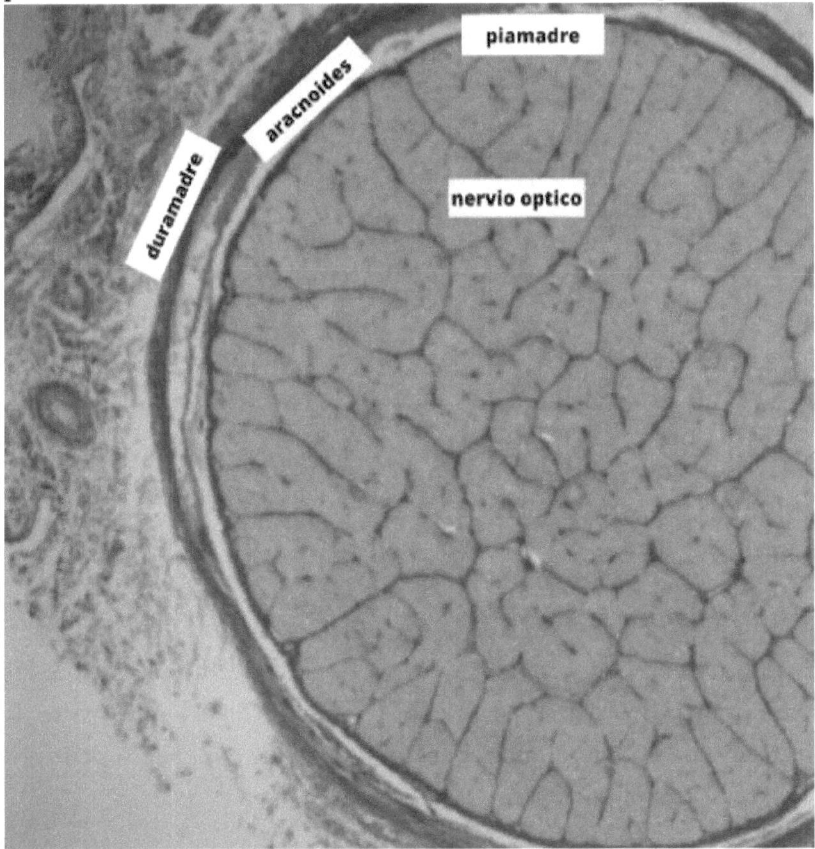

En este corte podemos evidenciar un corte transversal del nervio óptico el cual está rodeado de la piamadre, aracnoides y duramadre, obsérvese el nervio óptico en el centro, con la arteria de la retina (puntos color rojizo-rosados)

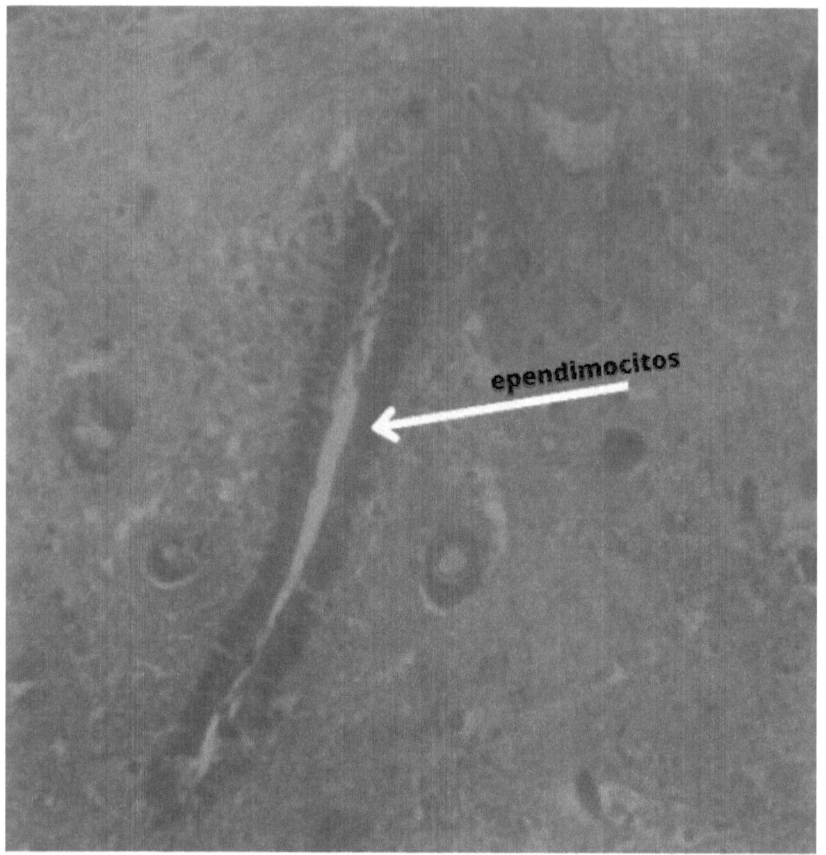

Este es un corte de médula espinal, en donde podemos evidenciar los ependimocitos, estas células solo se encuentran donde existe la presencia de líquido cefalorraquideo, por lo que también lo podemos conseguir en los ventrículos

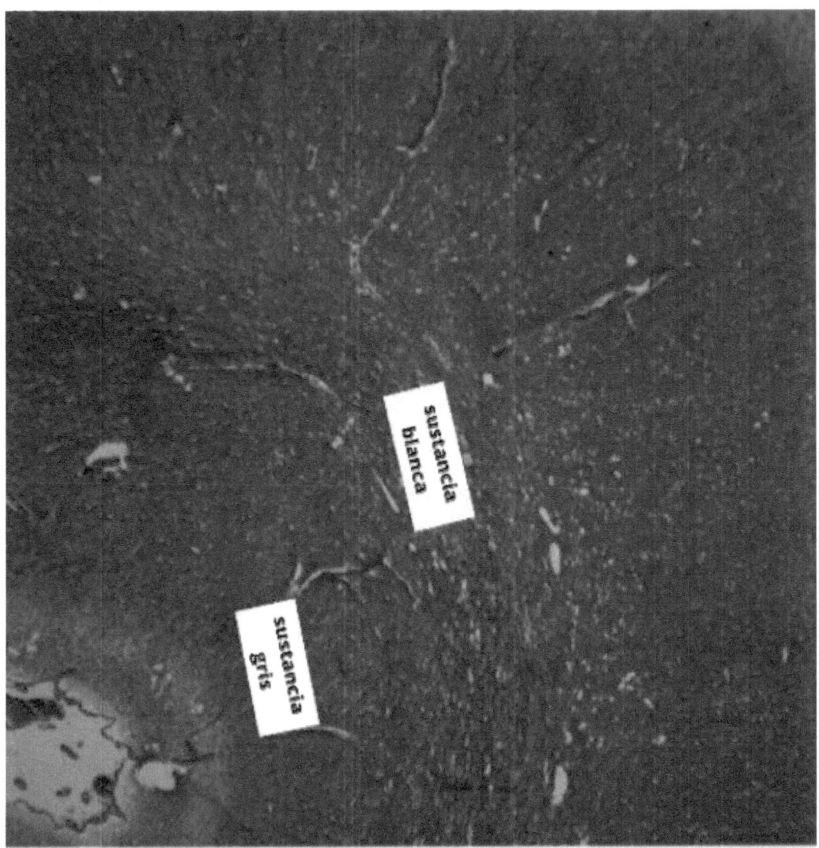

En este corte podemos evidenciar el cerebro en tinción de plata, la sustancia gris que posee un total de 6 capas la primera se denomina la capa molecular, , le sigue la capa granular, capa piramidal externa, capa granular interna, capa piramidal interna, y la capa multiforme seguida por la sustancia blanca.

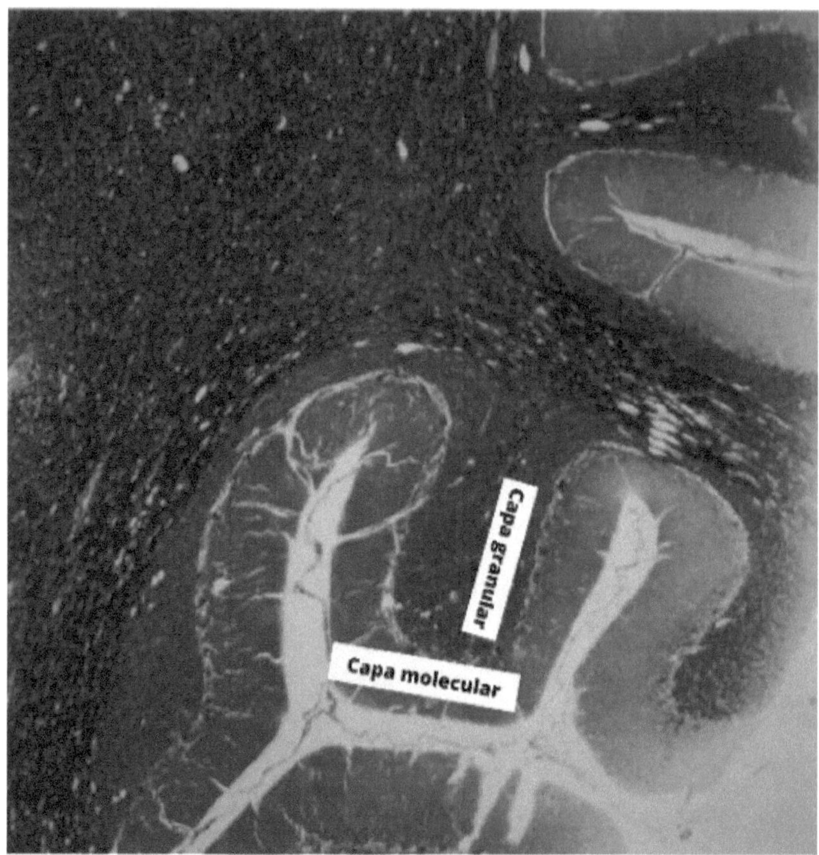

En este corte se puede evidenciar la corteza cerebelosa su centro se conforma de sustancia blanca y su periferia de sustancia gris a diferencia del cerebro, la sustancia gris a su vez presenta 3 capas las cuales son la capa molecular, capa de células de Purkinje y granular interna

Sistema cardiovascular

En este apartado podremos analizar la estructura de las venas y las arterias así como la estructura cardíaca, en este sentido los vasos sanguíneos están compuestos por una túnica íntima, media y adventicia, la cual varía de tamaño dependiendo si nos encontramos ante una vena o ante una arteria, en el caso de las arterias la túnica media es mucho más pronunciada en comparación a las venas en donde la adventicia es mucho mayor, por otro lado las venas de los miembros inferiores también poseen válvulas para poder llevar la sangre hasta la vena cava superior e inferior.

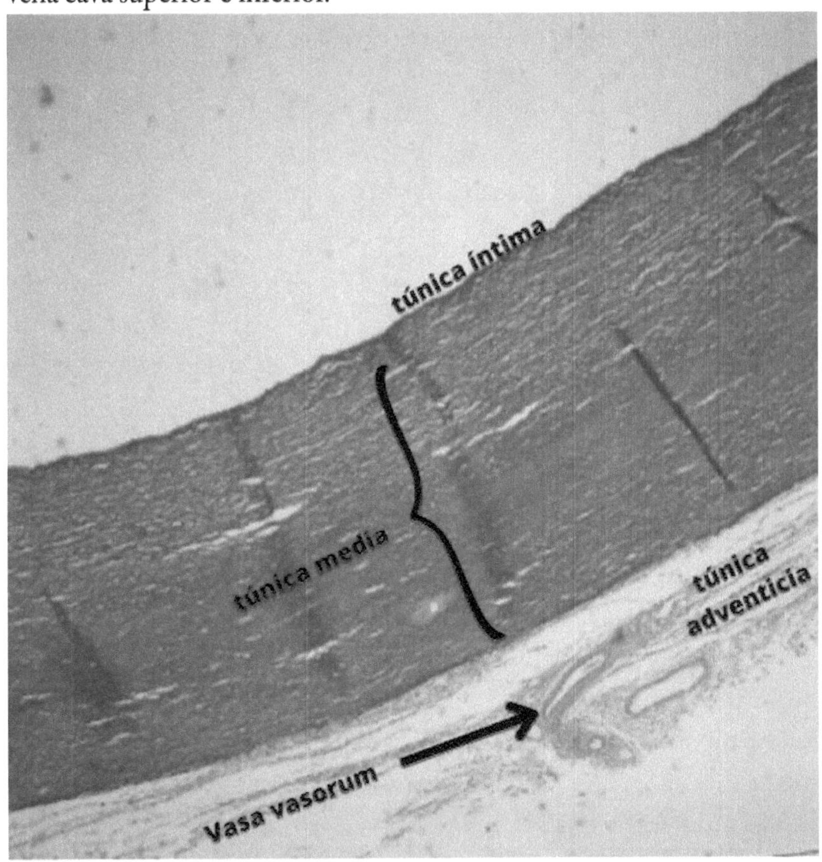

Este corte pertenece a una arteria nótese que la túnica media es notoria en comparación con las venas, y la túnica adventicia es menor, en esta última podemos conseguir la vasa vasorum que son vasos sanguíneos del vaso sanguíneo mayor (venas o arterias).

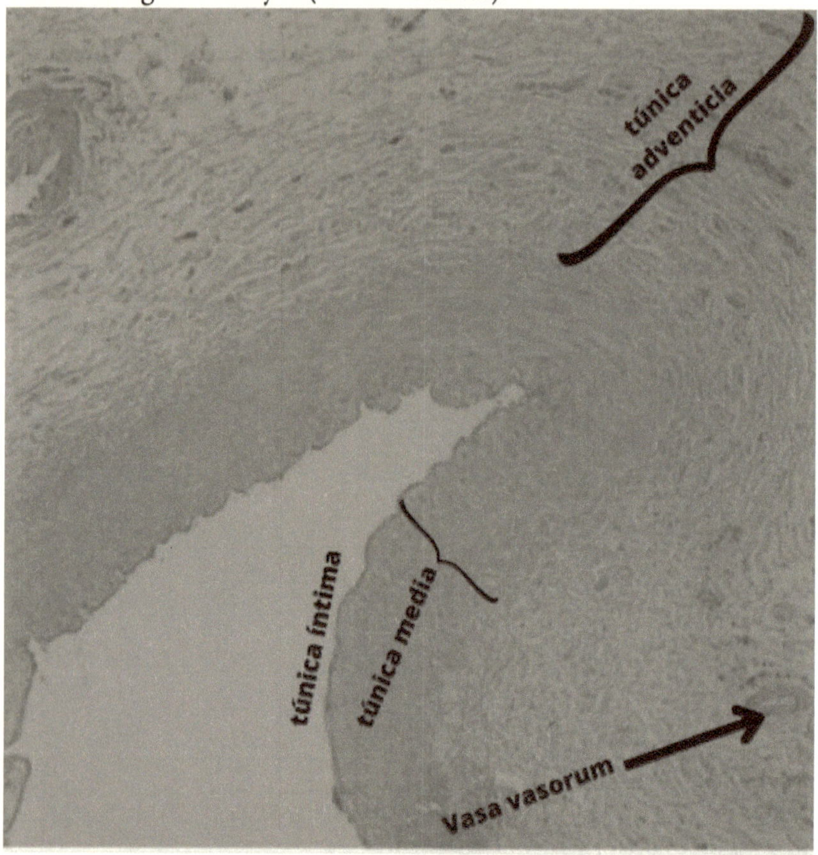

En este corte se puede evidenciar un acercamiento en el cordón umbilical de la vena, la primera característica es la luz de la vena la cual se observa colapsada característico en la vena debido a que no posee tanto flujo sanguíneo en comparación a las arterias, por otra parte, también notamos una adventicia mayor que en las arterias y una túnica media menor (en comparación a las arterias), finalmente se evidencia la vasa vasorum en la túnica adventicia.

Órganos linfoides

Se puede encontrar distribuido en el cuerpo, formando órganos tales como el timo, bazo, ganglios linfáticos, en la mucosa del sistema digestivo mediante el apéndice y las placas de Peyer, también podemos encontrarlo en menor proporción en las vías urinarias y respiratorias, y contribuye a la defensa del organismo mediante las células plasmáticas y los linfocitos, por lo que actúa tanto en la inmunidad celular como en la humoral

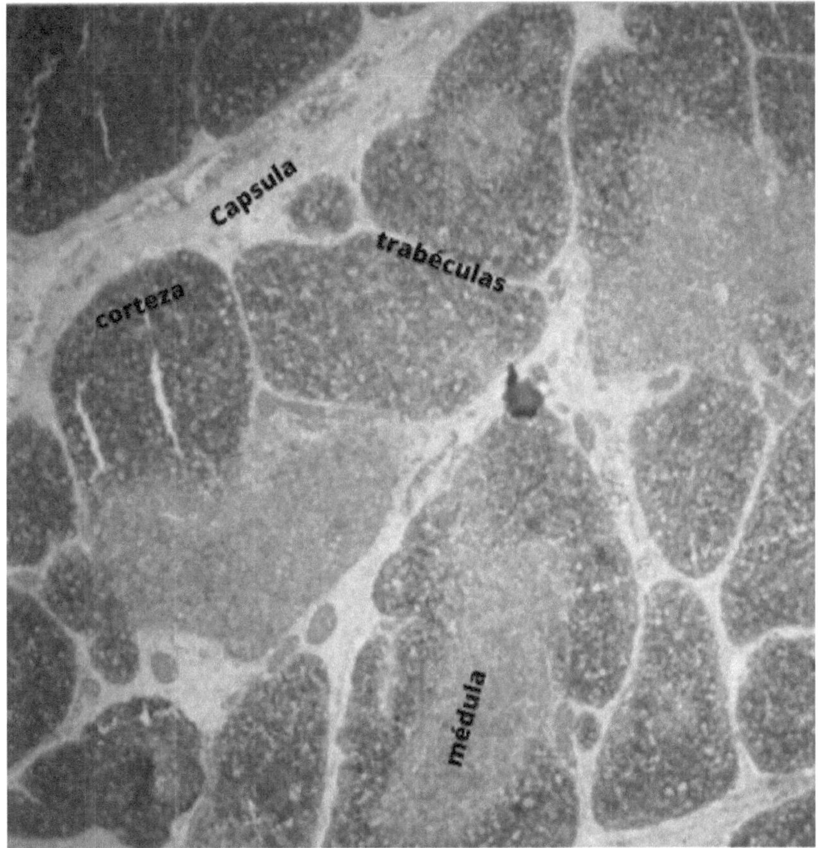

En este corte podemos evidenciar el timo, externamente está rodeado de una capsula y su corteza, así como la médula se encuentran separados

por trabéculas, acercándonos a la médula podemos evidenciar el corpúsculo de Hassall.

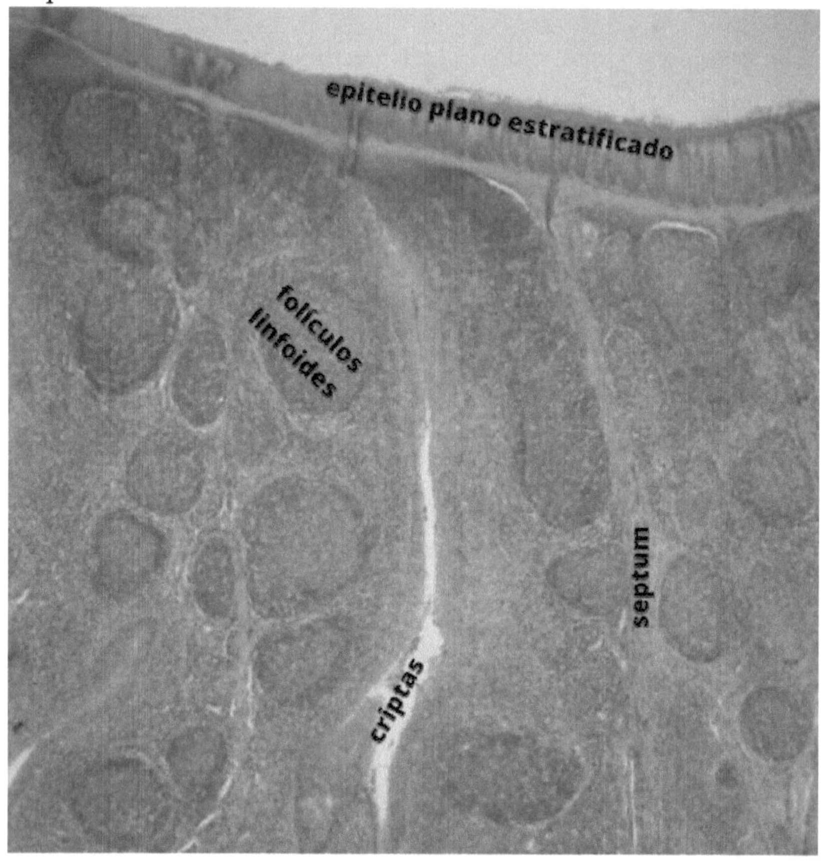

En el caso de la amígdala palatina se puede observar un epitelio plano estratificado el cual se encuentra infiltrado por numerosos linfocitos, ya en el tejido conectivo que se observa debajo del epitelio se pueden conseguir los folículos linfoides y las criptas a los lados las cuales son una especie de invaginación, también el grupo de folículos pueden estar separados por el septum.

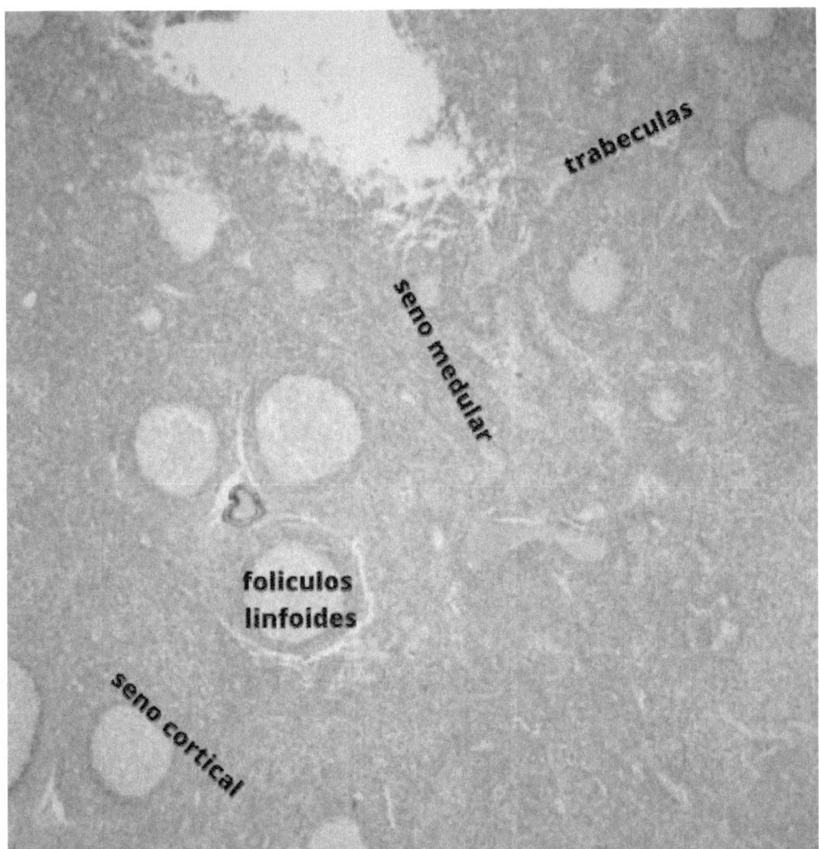

Los ganglios linfáticos se dividen en una corteza y una médula en la zona de la corteza o zona cortical podemos observar múltiples centros germinativos, entre estos podemos encontrar fibras reticulares, y trabéculas, en la médula podemos encontrar el seno medular y seno y los cordones medulares.

Piel

Es el órgano más extenso del cuerpo, su función es protectora, evita la pérdida de temperatura, infecciones, pero además de esta función posee múltiples terminaciones nerviosas las cuales contribuyen al tacto, es importante recalcar que posee 3 capas las cuales son la epidermis, dermis e hipodermis, tanto en la piel como en las mucosas en las cuales esten presentes el traumatismo (como la mucosa masticatoria, en zona vaginal entre otras), podemos encontrar un epitelio plano estratificado queratinizado, cuyos componentes celulares son los queratinocitos (las células mas abundantes que conforman el epitelio), en la capa basal tambien encontramos a los melanocitos (permiten la pigmentación de la piel y mucosas), células de Merkel (células nerviosas sensitivas), y en el estrato espinoso las células de Langerhans (las cuales son células presentadoras de antígenos).

En los cortes histológicos de la piel podemos conseguir todas estas características tambien foliculos pilosos, glandulas sudoríparas, glándulas sebaceas entre otras, dependiendo de la localización del corte.

En este corte podemos observar el epitelio plano estratificado queratinizado, inferior a esto el tejido conectivo con la formación de las papilas o corion (las ondulaciones que podemos ver) seguido de esto se observan multiples glándulas sudoríparas, grasa y músculo, en este caso el corte pertenece a una llema de dedo, por lo cual no observamos folículos pilosos.

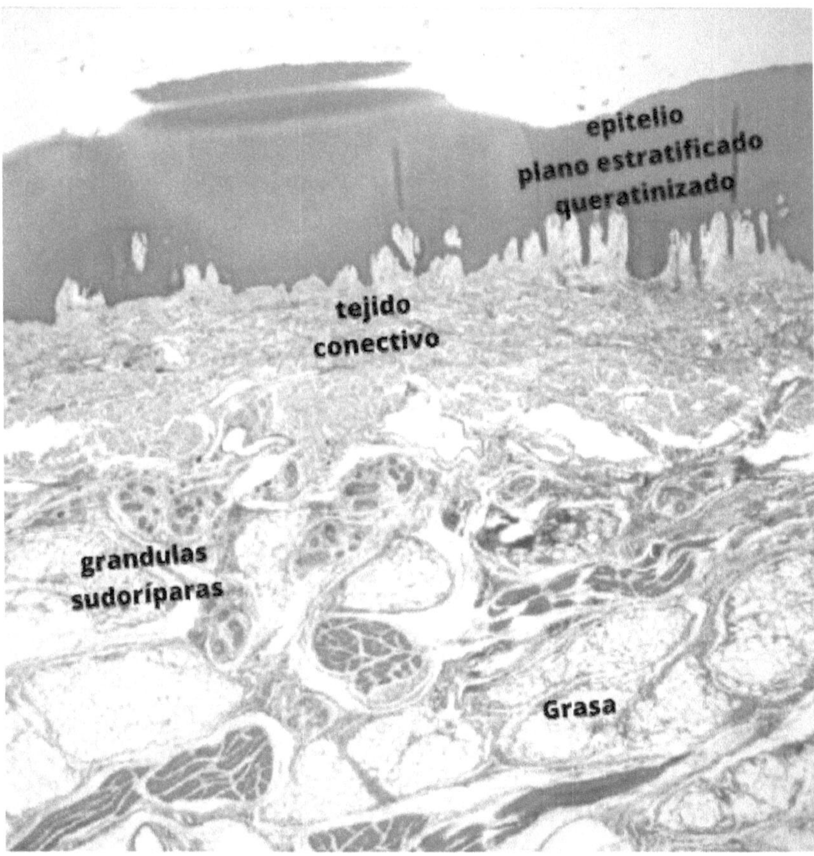

En cuanto al epitelio este posee 4 estratos (basal, espinoso, granuloso y corneo) a diferencia del epitelio plano estratificado no queratinizado el cual posee solo 3 estratos el basal, intermedio y superficial

Aparato digestivo

El aparato digestivo se compone inicialmente de la cavidad bucal en donde existen 3 tipos de mucosas (la de revestimiento en carrillos, labio, paladar blando... ; la masticatoria en la encía, paladar duro...; y la especializada en la cara dorsal de la lengua (por las papilas gustativas), posteriormente a esto los encargados de triturar el alimento son los dientes quienes con ayuda de las enzimas y mucina secretada por las glándulas salivales forman el bolo alimenticio, el cual pasa a través del esófago hacia el estómago en donde se convierte en quimo ácido gracias a las células parietales quienes secretan ácido clorhídrico que desciende el pH hasta 2 y contribuyen a la absorción de Vit B12, también podemos conseguir otras células en el estómago tales como las células de revestimiento, enteroendocrinas, entre otras, el quimo ácido pasa al intestino delgado el cual se encuentra encargado de la absorción de los nutrientes, y finalmente al intestino grueso donde se absorbe el agua restante y finalmente se compacta para excretarse en forma de heces.

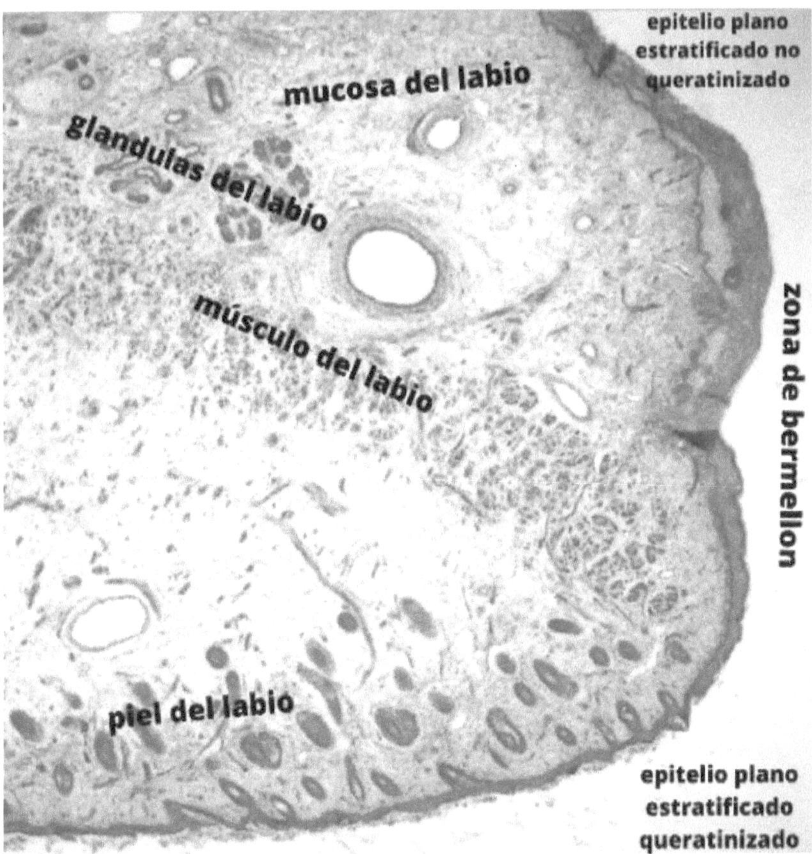

En este corte podemos evidenciar (en la parte inferior la piel del labio, con su epitelio plano estratificado queratinizado, posteriormente a esto la zona de transición (donde nos pintamos los labios) y finalmente la mucosa labial que contiene una mucosa de revestimiento con un epitelio plano estratificado no queratinizado, internamente podemos encontrar el músculo orbicular del labio el cual es estriado y las glándulas labiales que son glándulas menores (son mucosas).

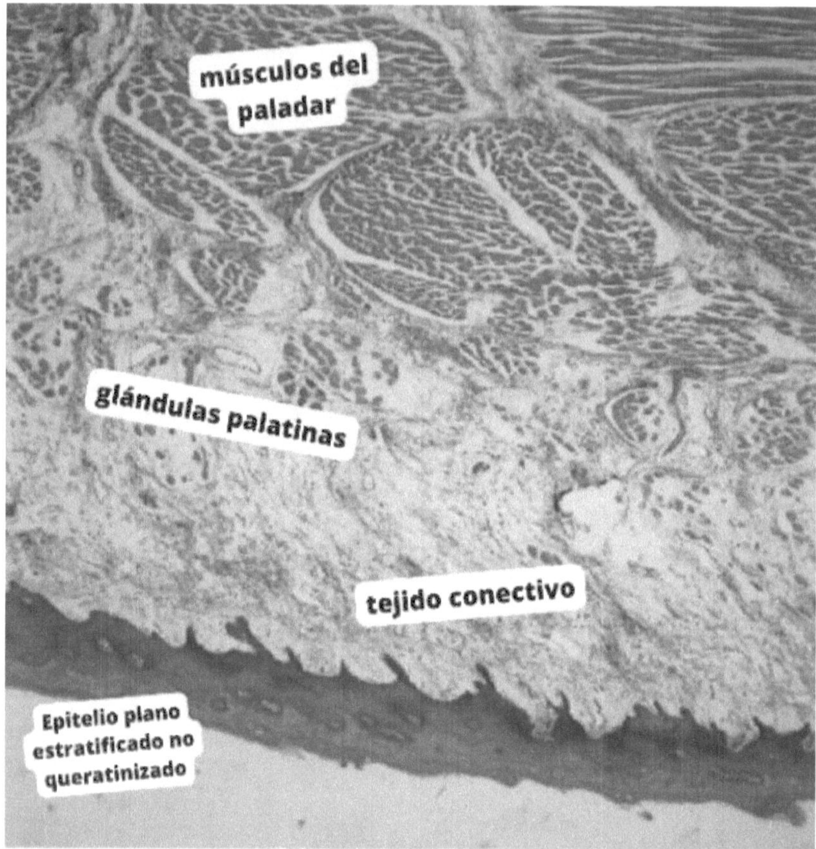

En el paladar blando de igual forma podemos observar una mucosa de revestimiento, es decir que su epitelio es plano estratificado no queratinizado, numerosas glándulas palatinas (son mucosas) y músculo palatino.

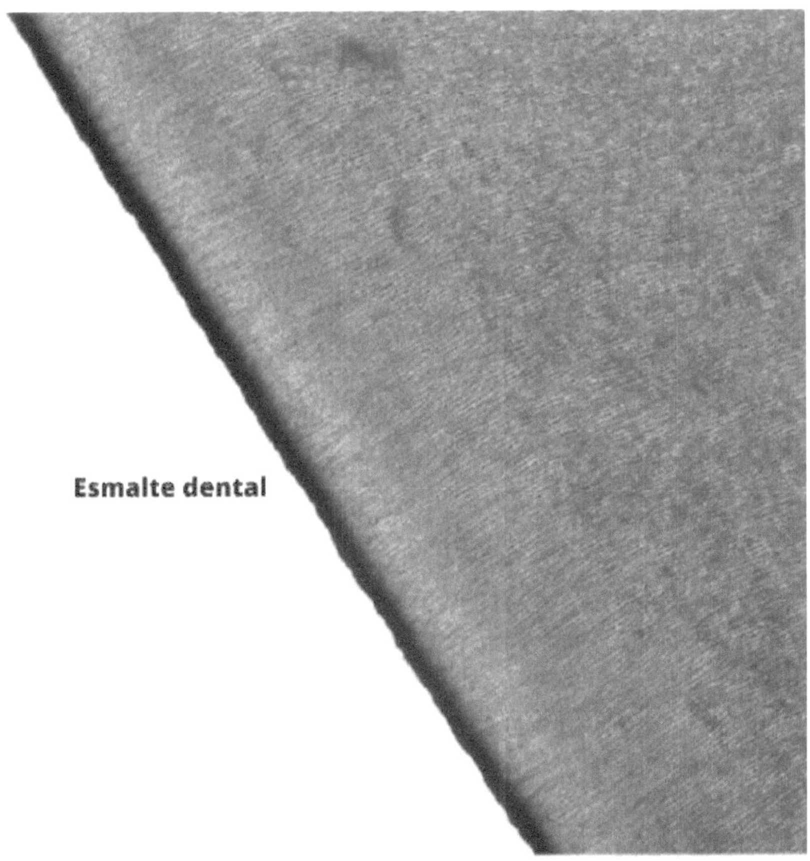

En este corte podemos evidenciar el esmalte dental con las estrías de Retzius, y los prismas del esmalte, otras capas las cuales no se encuentran en este corte son el complejo dentinopulpar en el cual se evidencia la dentina y la pulpa dental.

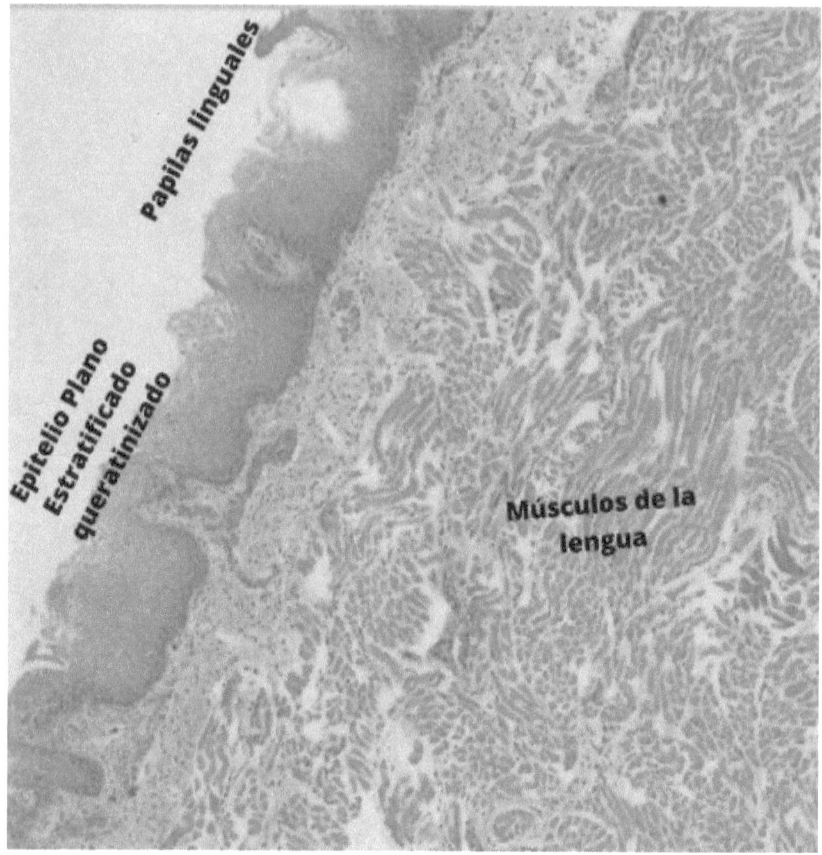

En este corte podemos evidenciar la lengua por su cara dorsal evidenciando las papilas gustativas (lo que le confiere la calidad de mucosa especializada) y un epitelio plano estratificado queratinizado, inferior a esto podemos conseguir el tejido conectivo y los músculos de la lengua los cuales son estriados viscerales, en sentido longitudinal y transversal.

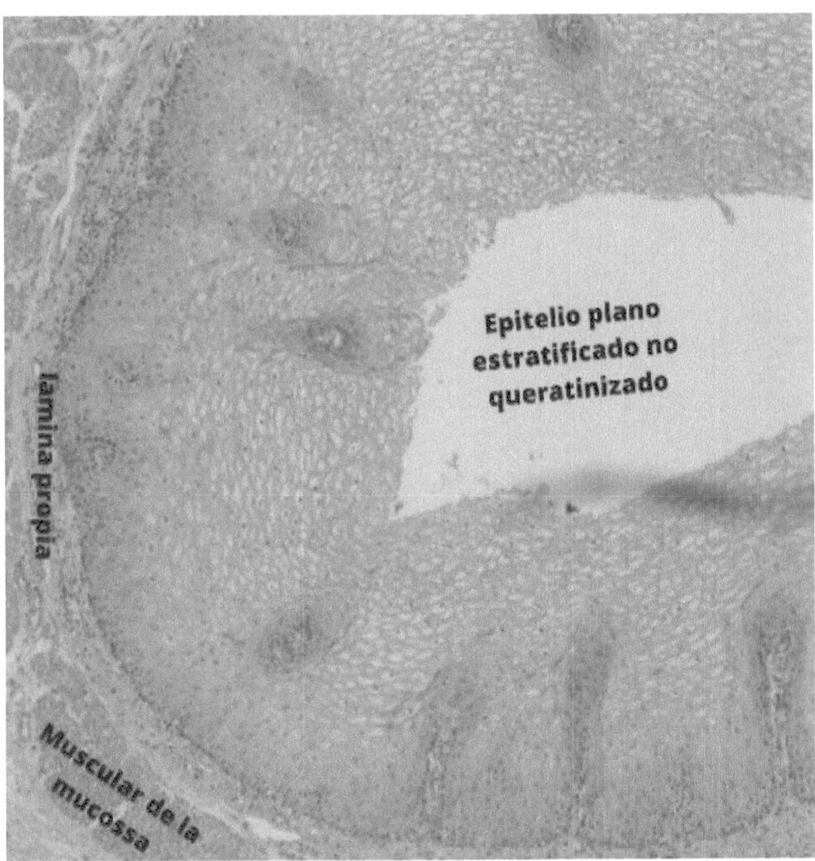

En el corte del esófago, se evidencia el epitelio plano estratificado no queratinizado posteriormente a esta se encuentra la lámina propia y el tejido conectivo en donde evidenciamos las glándulas esofágicas, y la muscular de la mucosa.

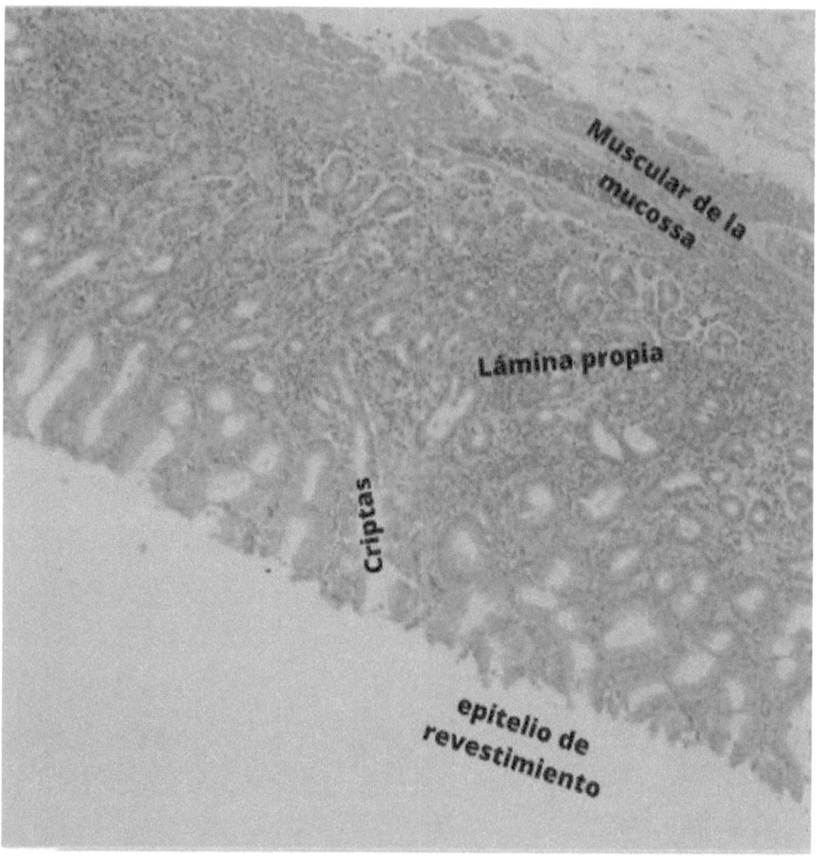

En este corte podemos evidenciar el antro del estómago, en esta podemos apreciar la presencia de una túnica mucosa, una submucosa y una muscular finalmente una capa subserosa y el mesotelio. En la mucosa podemos apreciar las foveolas gástricas las cuales poseen diferentes células en cada uno de sus segmentos.

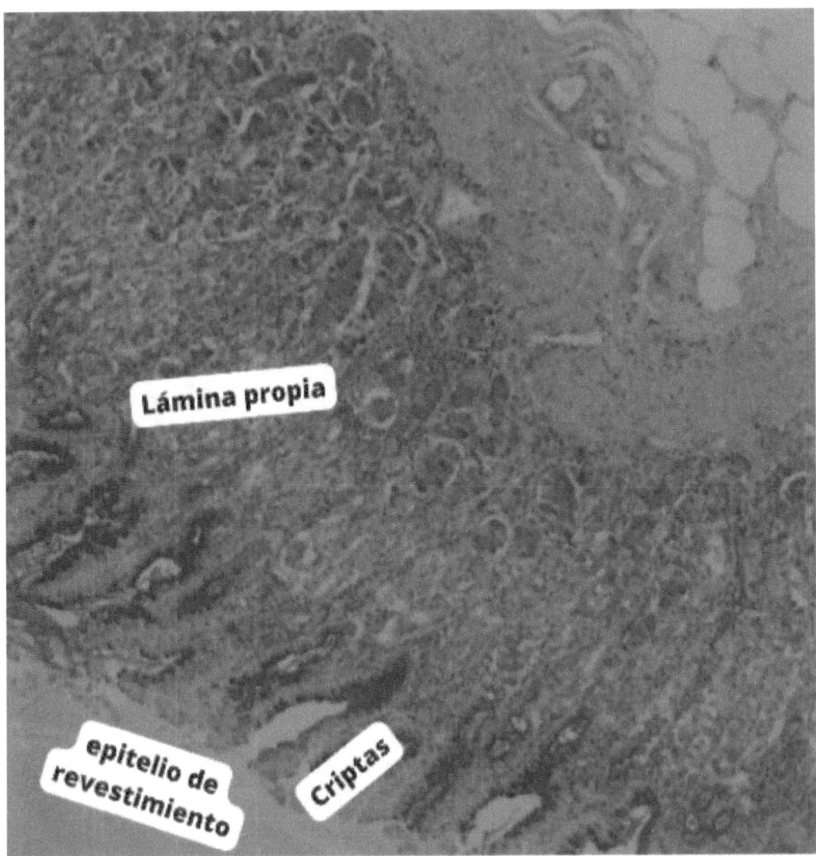

En este corte podemos evidenciar el cuerpo del estómago de igual forma se pueden apreciar las fosas gástricas en la mucosa, así como sus otras túnicas.

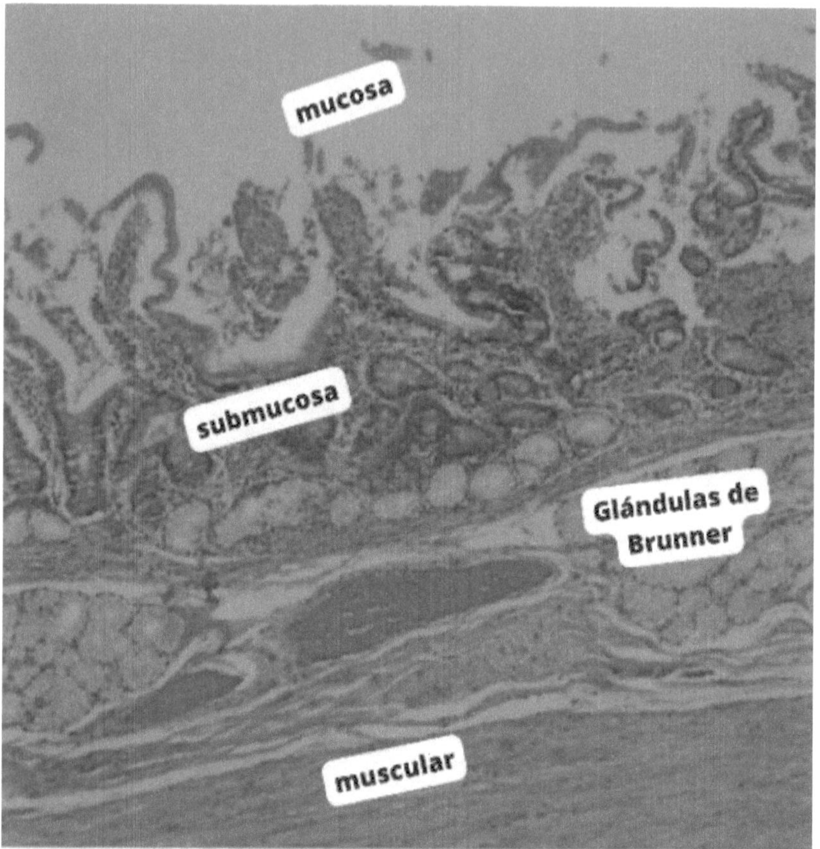

En esta imagen podemos apreciar al duodeno con las vellosidades intestinales, las criptas y las características glándulas de Brunner, inferior a esto se encuentra la capa muscular la cual está conformada por músculo liso.

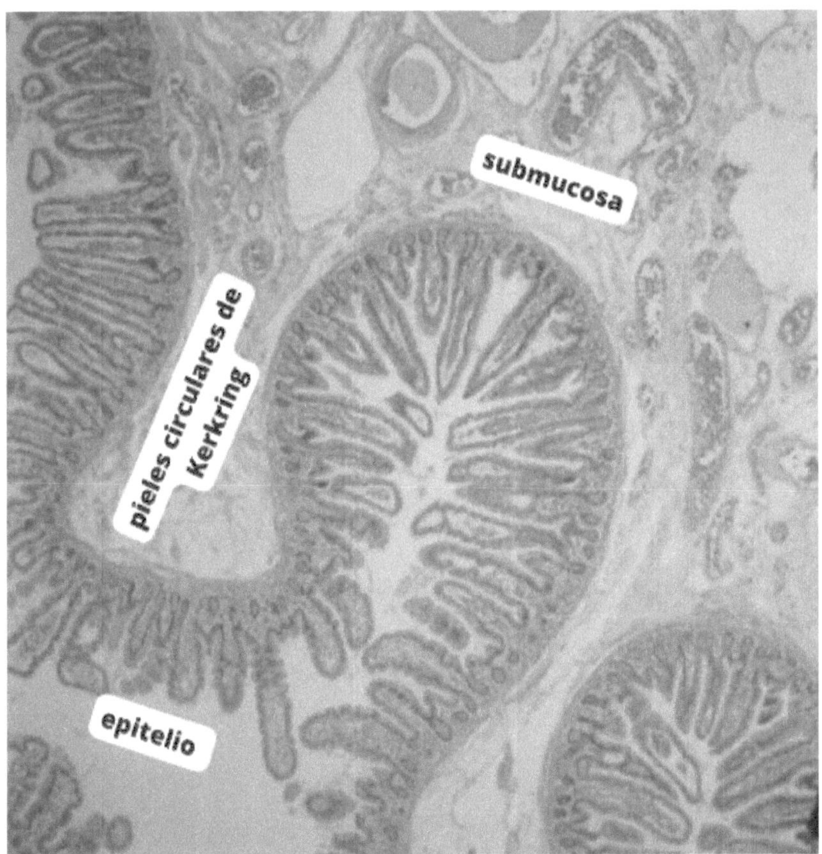

En este corte podemos evidenciar el yeyuno con sus pliegues, al igual que el resto del intestino delgado presenta de igual forma las vellosidades intestinales y las criptas, podemos evidenciar además la presencia de la mucosa, submucosa.

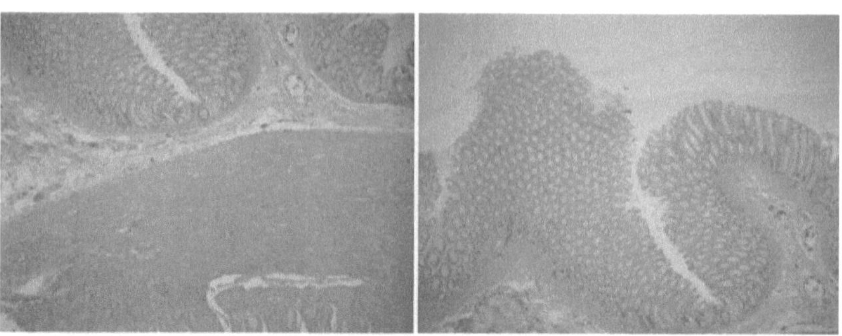

En este corte podemos evidenciar el intestino grueso, en este es importante recalcar que no encontraremos vellosidades, pero si podemos evidenciar criptas de Lieberkühn, su epitelio es cilíndrico simple, la función del colon es absorber líquidos y a lo lardo de su recorrido poder compactar las heces para que sean excretadas finalmente.

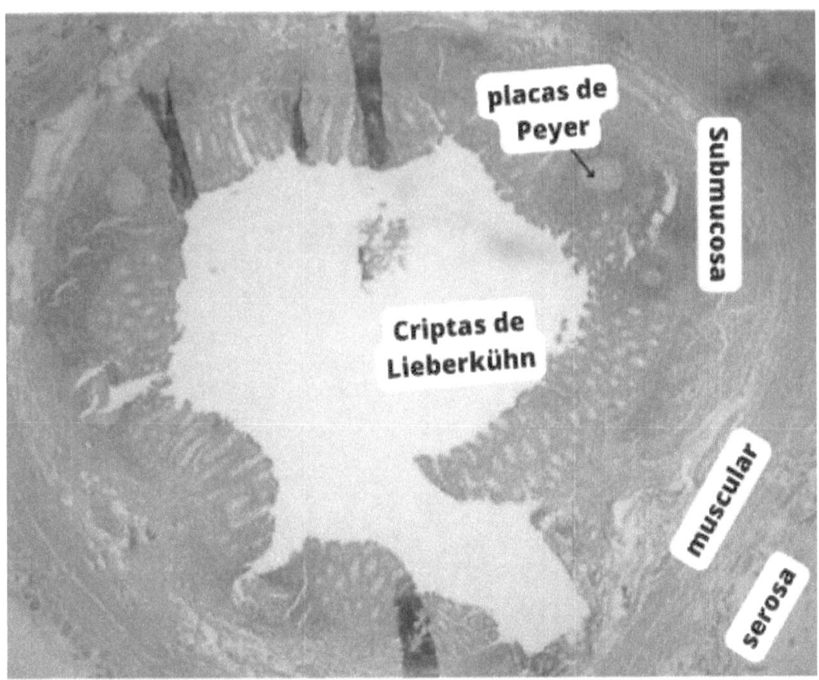

En este corte transversal podemos evidenciar el apéndice con las criptas de Lieberkühn, las características placas de Peyer las cuales son unas placas linfáticas en la parte más externa de estas placas se encuentran las células M, las cuales tienen una función inmunitaria y se encargan de transportar el antígeno directamente a la placa de Peyer. Finalmente, encontramos la capa submucosa, seguida por la muscular con músculo liso y serosa que es la capa más externa.

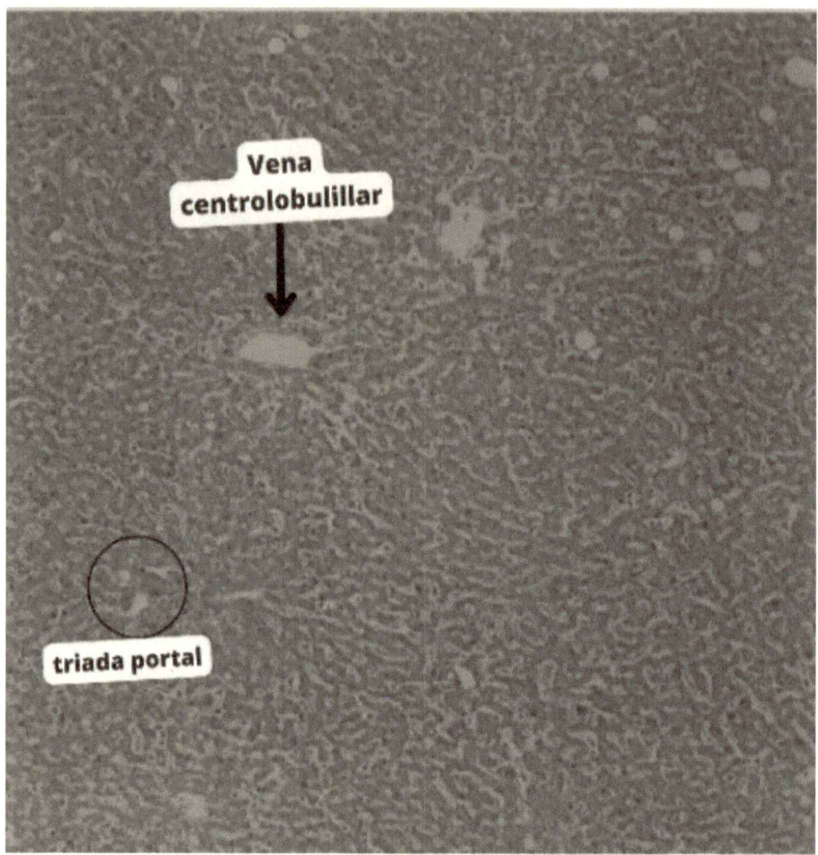

La digestión no sería nada sin el hígado, en este corte podemos evidenciar la vena centrolobulillar y la triada portal, importante decir que el hígado tiene muchas funciones entre ellas están la elaboración de los factores de coagulación, de la bilis, detoxificación de los fármacos y sustancias, entre otras...El hígado posee una circulación atípica es decir que dentro de sus componentes se encuentra la vena porta.

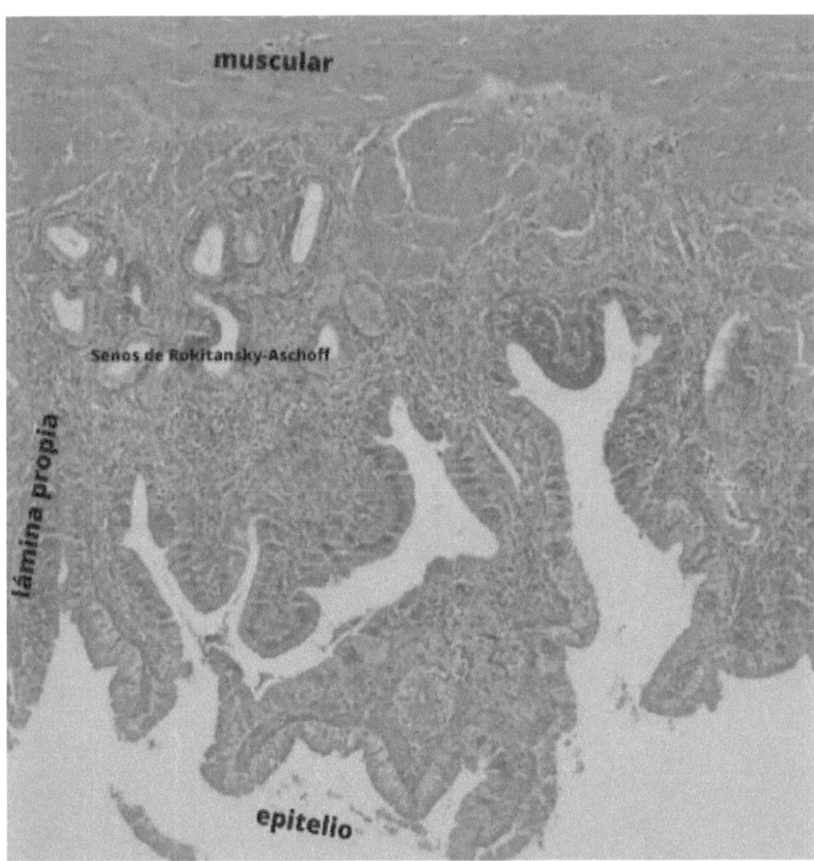

La vesícula biliar por su parte contiene la bilis hasta liberarla en el duodeno mediante los conductos cístico y colédoco (que se conforma del conducto cístico y hepático) el cual desemboca en el duodeno, al contener gran cantidad de bilis la vesícula biliar tiende a no verse tantas invaginaciones por lo que están distendidas por otro lado cuando no existe casi contenido biliar estas invaginaciones se observan muchísimos más.

Aparato respiratorio

El ser vivo debe captar oxígeno y expulsar dióxido de carbono mediante la respiración externa, en el ser humano consiste en una parte conductora (la cual se conforma de fosas nasales, senos paranasales, faringe, laringe, tráquea, y bronquios), otra respiratoria (donde existe intercambio de oxígeno y dióxido de carbono entre la sangre y el aire inspirado) y un mecanismo de ventilación (este incluye el diafragma, tórax y tejido conectivo elástico de los pulmones)

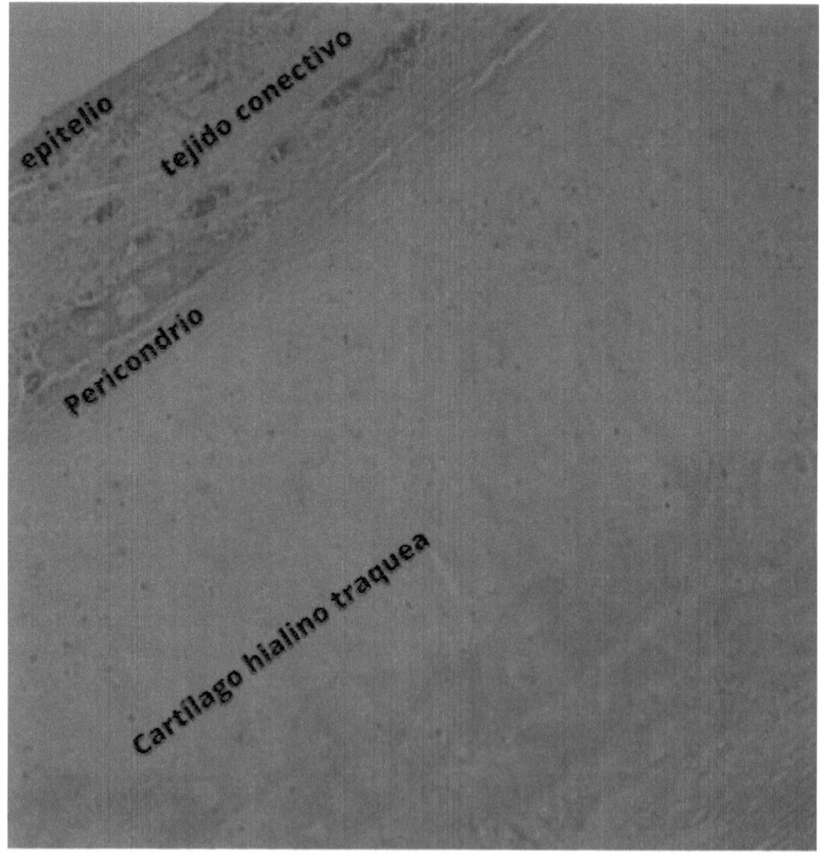

En este corte podemos evidenciar la tráquea con un epitelio pseudoestratificado el cual contiene vellosidades, seguido por un tejido conectivo y cartílago hialino, con la presencia de pericondrio, en el cartílago hialino recordemos que se encuentra el colágeno tipo II, y que tiene formación de grupos isógenos los cuales se forman por condrocitos agrupados.

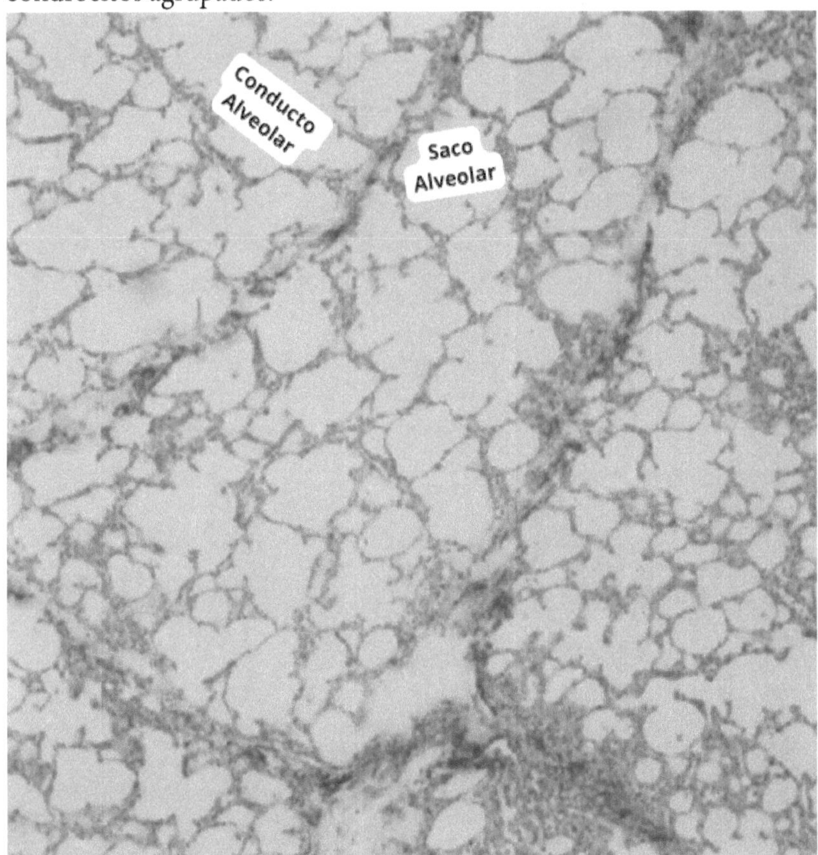

En esta imagen podemos apreciar un corte del tejido pulmonar evidenciando los conductos alveolares en donde se carece de pared propia el epitelio es plano simple y los sacos alveolares que a su vez contienen alvéolos los cuales están agrupados de esta forma,

Aparato urinario

Los riñones se encargan de filtrar el 20% de la sangre pasando a través de un filtrado mediante todos los túbulos la orina pasa a ser recogida por los calices renales y drenada a través de la pelvis renal en los uréteres, siendo conducida a la vejiga, aquí es acumulada y finalmente excretada mediante la uretra al exterior, el epitelio del sistema urinario es el epitelio de transición, el cual pasa a modificar su tamaño según la cantidad de orina que se presenta.

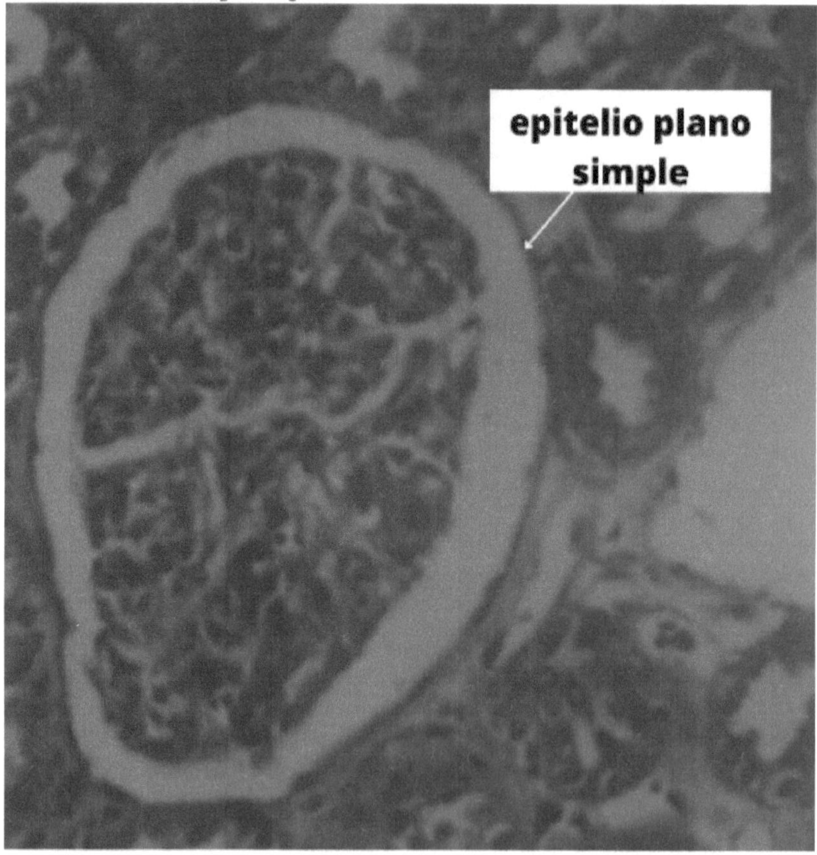

En este corte podemos observar un glomérulo renal, con su epitelio plano simple, dentro de el se puede evidenciar los capilares correspondientes, y por fuera notamos varias entidades tubulares las cuales tienen un epitelio cúbico simple, estos corresponden a túbulos renales

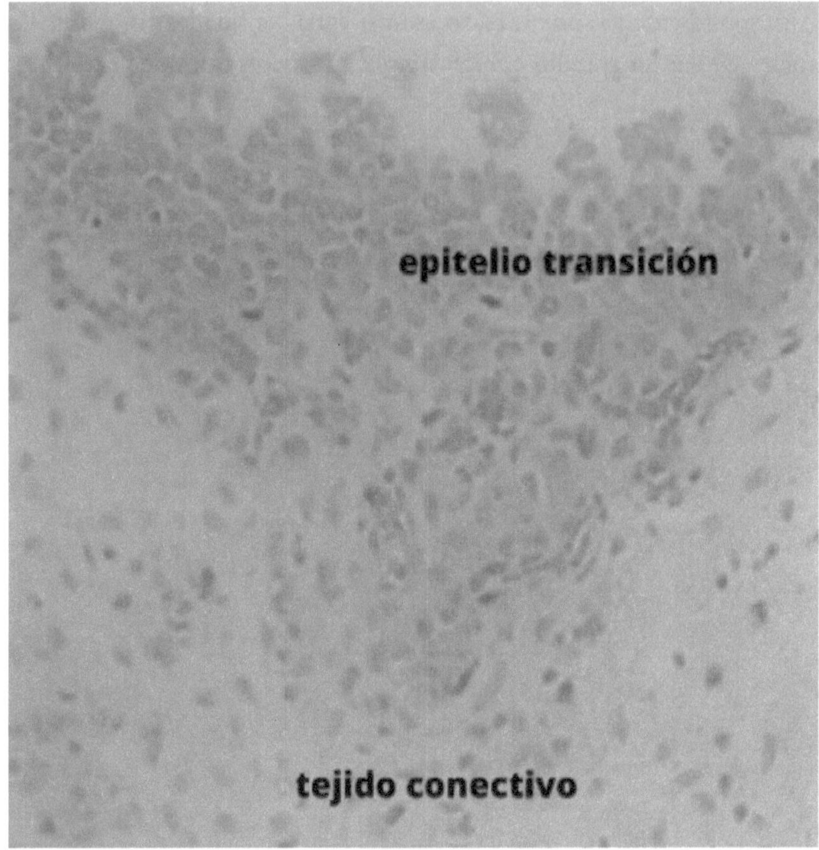

En todo el aparato urinario encontraremos el epitelio de transición el cual es un epitelio estratificado que se acomoda según la cantidad de orina que se encuentra por lo que puede ser de mayor o menor tamaño si existe mucha cantidad de orina el epitelio se aplana mientras si no existe prácticamente orina aumenta de tamaño, en este corte podemos evidenciar la vejiga con el epitelio de transición y el tejido conectivo inferior a este.

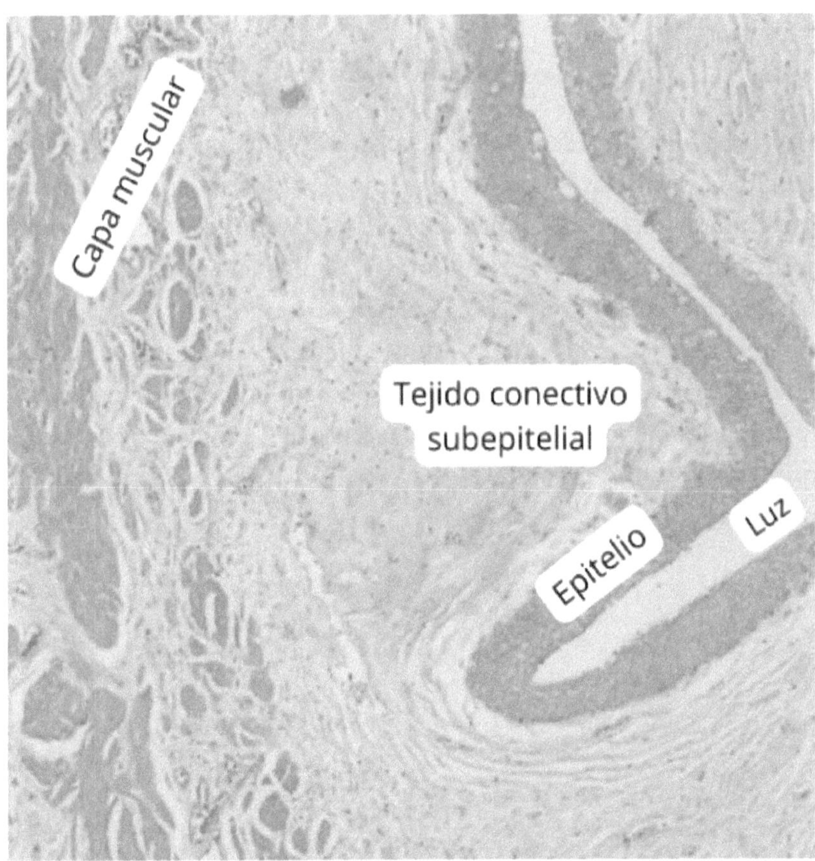

En esta imagen podemos apreciar el uréter en el centro evidenciamos la luz del uréter seguido por el epitelio que lo reviste, el tejido conectivo subepitelial se puede evidenciar seguido por capa muscular la cual tiene 3 capas de musculo liso

Glándulas

Las glándulas pueden ser endocrinas (componente hormonal) exocrinas y mixtas, en este apartado estudiaremos las imágenes correspondientes a dichas estructuras, las glándulas exocrinas poseen 2 segmentos denominado parénquima (la parte funcional de la glándula) y estroma (el cual compone la cápsula y los tabiques.

En el caso de las glándulas salivales podemos dividirlas en serosas, mucosas y mixtas, dependiendo del tipo de secreción que presentan, mientras las menores son mucosas (excepto la glándula de Von Ebner que es serosa), las glándulas mayores son mixtas exceptuando la parótida la cual es serosa.

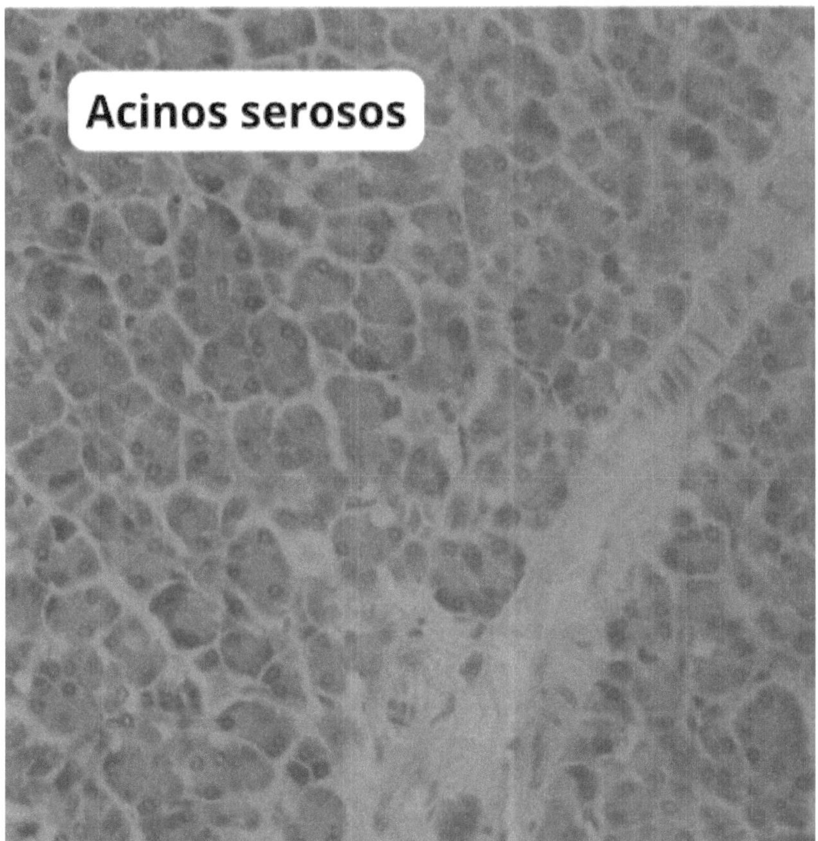

En este corte podemos apreciar a la parótida la cual es una glándula salival mayor de carácter exocrino, es exclusivamente serosa, por lo que todos sus acinos son serosos, también presenta múltiples adipocitos en su estructura así como una capsula, conductos y tabiques bien definidos, la parótida tiene un conducto excretor el cual se denomina conducto de Stenon y este desemboca entre el 1er y el 2do molar superior.

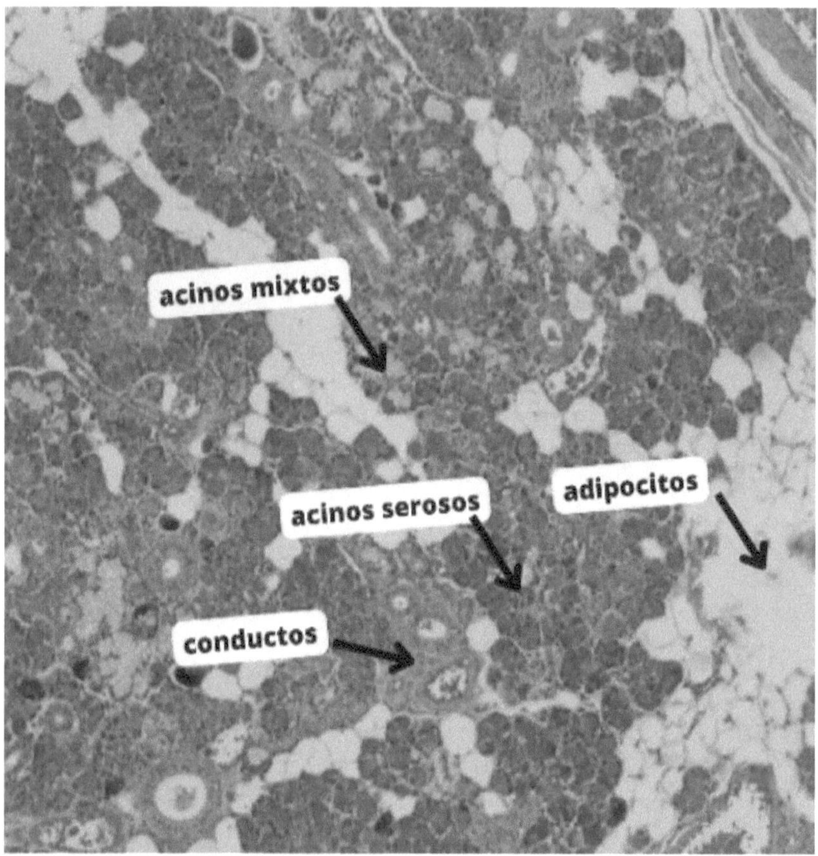

La glándula submandibular en cambio es una glándula seromucosa es decir que predominan sus acinos serosos, pero aun así presenciamos acinos mixtos y/o mucosos, la cantidad de adipocitos es menor en comparación de la parótida, y sus tabiques, conductos y cápsula es menos definida, su conducto excretor se denomina conducto de Warthon y se encuentra debajo de la lengua.

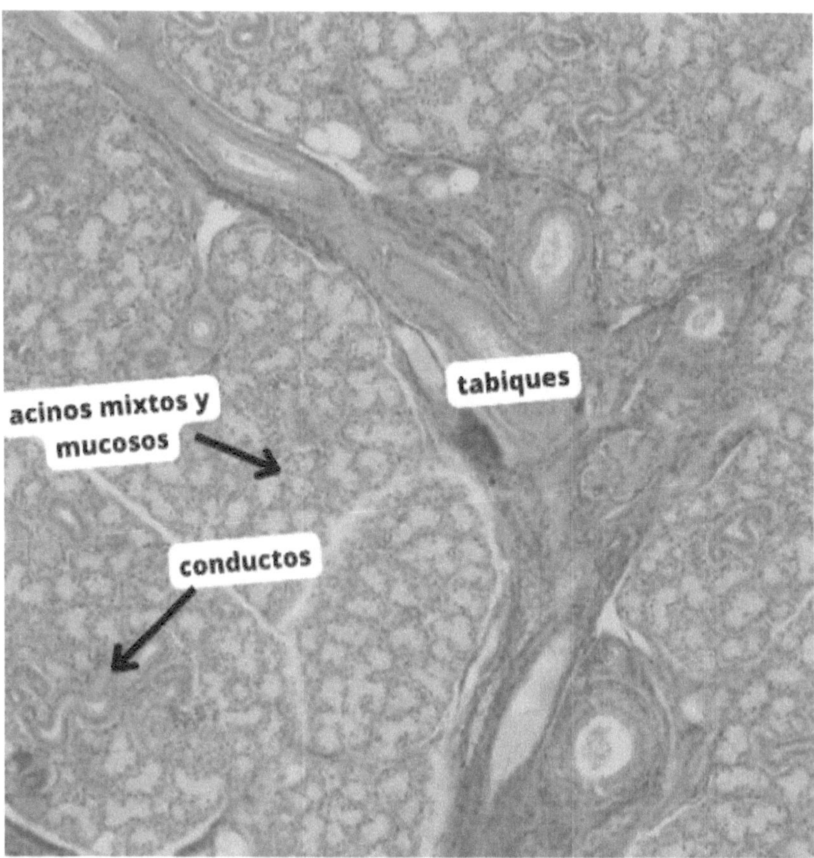

Finalmente, la glándula sublingual es mucoserosa es decir que predominan los acinos mucosos y mixtos, esta glándula no presenta adipocitos dentro de su estructura, y sus tabiques, conductos y capsula están muy mal definidos, esta tiene un conducto excretor denominado Bartholin de igual forma se encuentra debajo de la lengua.

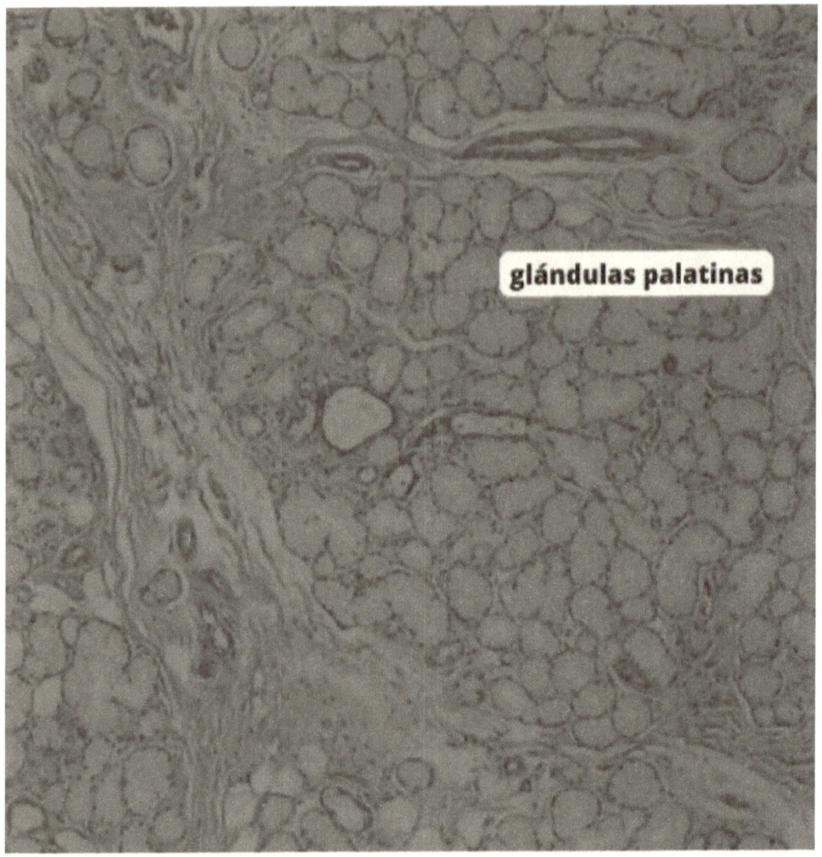

Por otro lado, las glándulas menores son todas mucosas, excepto las glándulas de Von Ebner ubicado en las papilas caliciformes, en este corte podemos evidenciar una sección del paladar blando en el cual se evidencian las glándulas palatinas menores que son exclusivamente mucosas.

Por otra parte, las glándulas endocrinas carecen de conductos, por lo que sus sustancias pasan directamente a los vasos sanguíneos, entre ellas se encuentran: la hipófisis, tiroides, paratiroides, páncreas (su parte endocrina), suprarrenales, aparato yuxtaglomerular, células de Leydig, ovarios y zonas del hipotálamo entre otras.

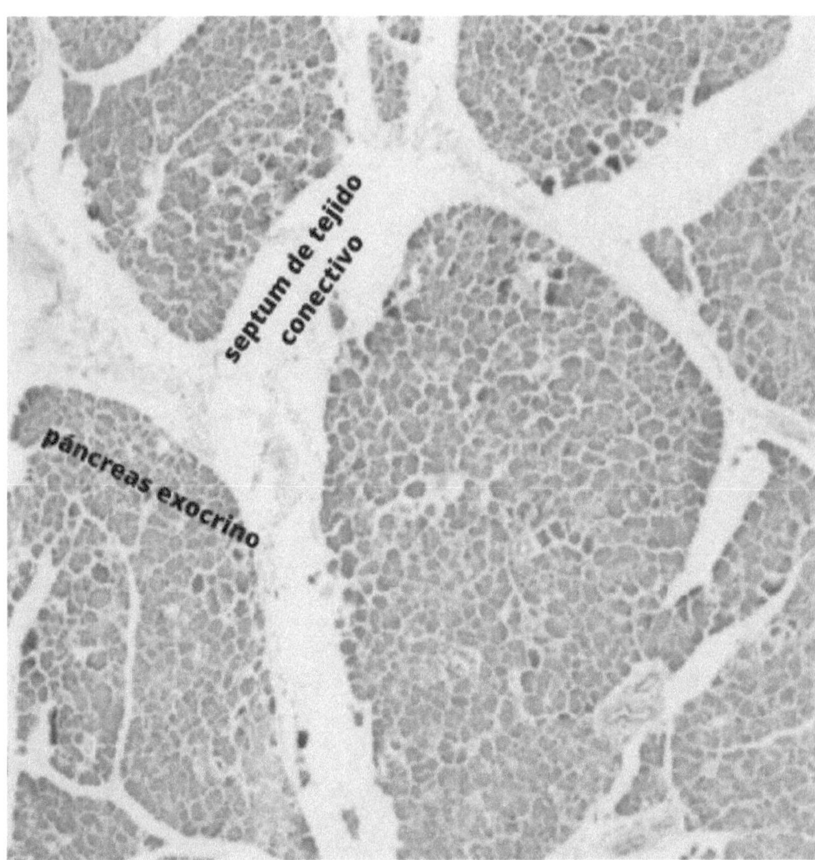

El páncreas por su parte tiene un componente endocrino y otro exocrino por lo que se le denomina una glándula mixta, la parte exocrina produce enzimas, la endocrina por su parte hormonas entre las cuales se encuentran el polipéptido pancreático, insulina, gastrina entre otras.

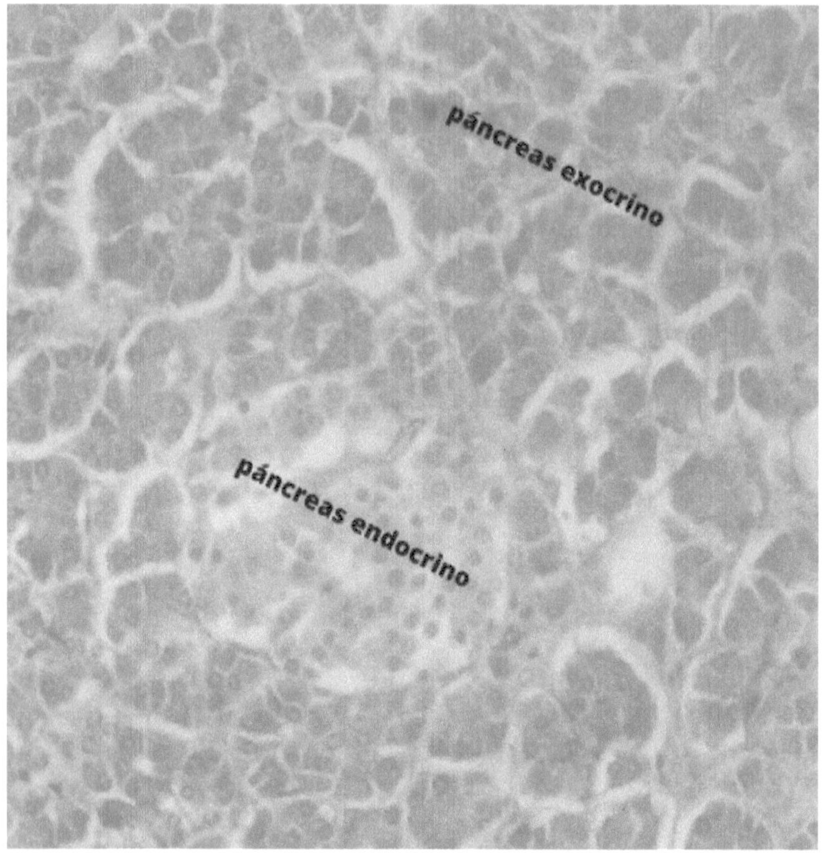

En este corte podemos ver más cerca ambos componentes, se puede observar de cerca uno de los islotes de Langerhans o islotes pancreáticos cada uno de ellos contiene células alfa, beta, gamma, delta, pp, y cada una de estas células a su vez produce diferentes hormonas.

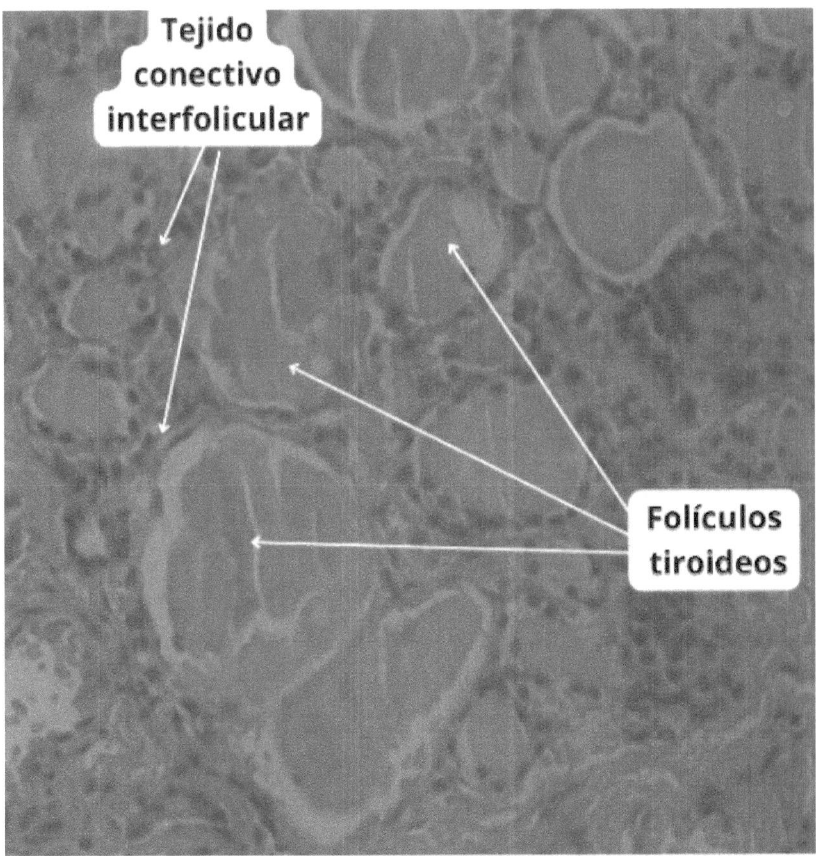

En este corte podemos observar la tiroides con sus folículos tiroideos los cuales contienen coloide, así como el tejido conectivo folicular que lo rodea, los folículos están rodeados de un epitelio cúbico simple, con células foliculares y parafoliculares, los cuales se encargan de secretar este coloide.

Aparato reproductor

El aparato reproductor de ambos sexos esta constituido por 2 glándulas de secreción las cuales son internas y externas estos corresponden a los testículos y ovarios, los cuales a su vez están bajo la dependencia de secreciones hormonales hipofisiarias e hipotalámicas.

En el caso del sexo masculino los testículos producen diariamente millones de espermatozoides en los tubos seminíferos cuales se van a conducir mediante las vías espermáticas estos son unas formaciones tubulares que presentan una serie de glándulas como la próstata y las vesículas seminales que aseguran la supervivencia de los espermatozoides mediante las secreciones que producen.

En el caso del sexo femenino se presenta un ciclo de 28 días en los cuales existen una serie de cambios, en los primeros 14 días ocurre la maduración del folículo ovárico, en el día 14 este rompe la cavidad y el ovocito es expulsado, posteriormente a esto es atrapado por las fimbrias de la trompa uterina en donde tiene lugar la fertilización, en el ovario (donde se encontraba el folículo) se desarrolla el cuerpo lúteo o cuerpo amarillo lo cual da paso a la progesterona que a su vez produce cambios secretores en el útero (endometrio) que favorecen la anidación, por otra parte el paso de los espermatozoides es favorecida por la glándula de Bartolino de la vulva y otras en el cuello uterino que favorecen la lubricación y la progresión de los espermatozoides

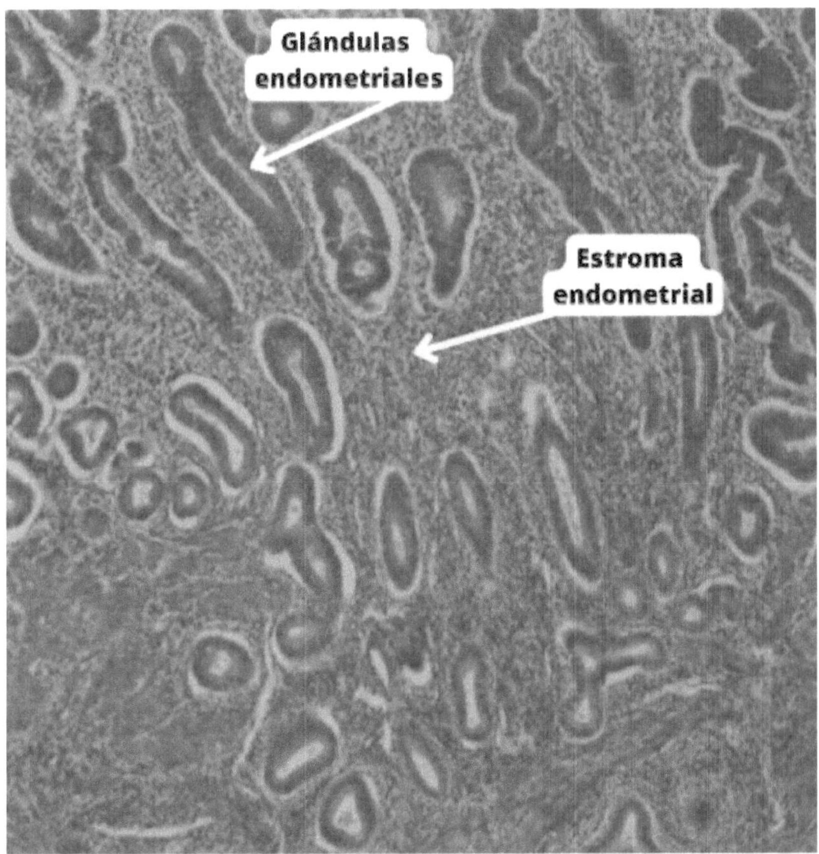

En esta imagen podemos observar la fase proliferativa la cual se evidencian glándulas endometriales en el estroma endometrial, recordemos que el endometrio esta subdividido en 2 capas las cuales son la capa basal y la funcional , su lámina propia varía según las fases del ciclo menstrual, en la fase folicular o proliferativa las glándulas son rectas las arterias helicinas crecen hacia el interior de la capa funcional y existe la presencia de las figuras mitóticas.

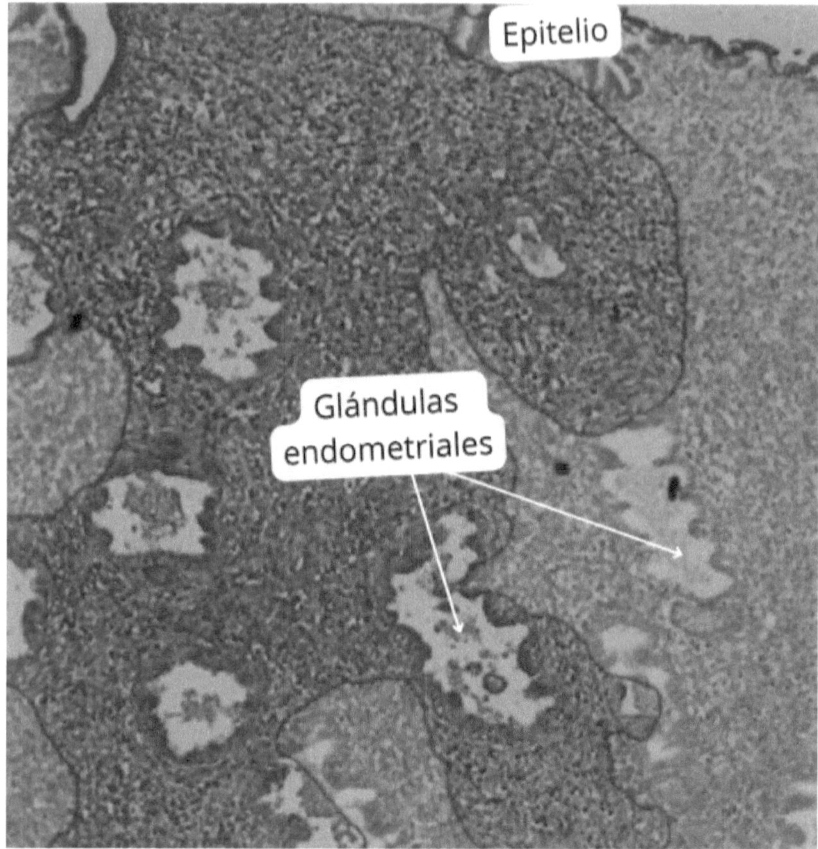

En esta imagen podemos evidenciar la fase luteínica o secretora observemos las glandulas las cuales de ser rectas como en la figura anterior pasan a ser tortuosas y llenarse de secreción, las arterias pasan a enrollarse finalmente posterior a esta fase inicia la menstruación o fase menstrual, en la cual la capa funcional se descama y la lámina propia presenta la sangre extravasada, despues de esta capa se encuentra el miometrio que es la capa muscular y la serosa.

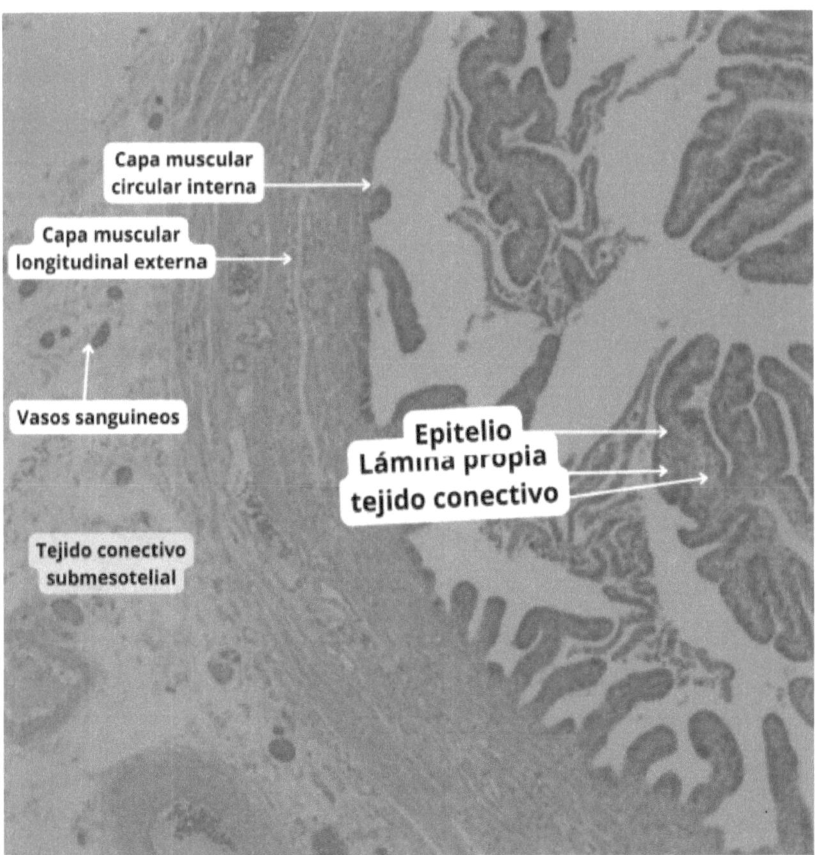

En esta imagen podemos evidenciar las trompas de Falopio, también denominadas trompas uterinas u oviductos, estas trompas se extienden desde el ovario hasta el útero, podemos evidenciar la luz la cual está delimitada por un epitelio cilíndrico simple seguido por una lámina propia y tejido conectivo laxo el cual está muy vascularizado, la mucosa se encuentra con numerosos pliegues.

La capa muscular está conformada por 2 capas una interna que es circular y una externa que es longitudinal, seguida por la serosa la cual está altamente vascularizada de igual forma.

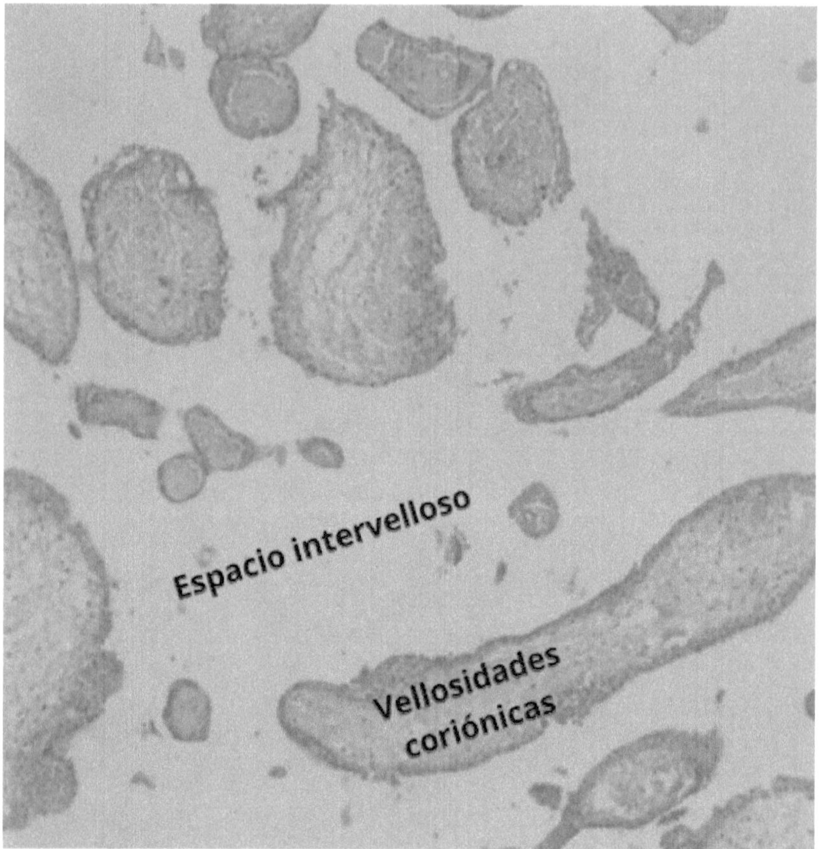

En el caso de la placenta esta presenta las vellosidades coriónicas, dentro de las mismas podemos conseguir la célula de Hofbauer, la cual juega un papel importante en la regulación de nutrientes y desechos, también podemos conseguir capilares, y nódulos mesenquimatosos. En el estadio más temprano de la placenta se pueden encontrar las 2 capas del trofoblasto las cuales se denominan citotrofoblasto la capa interna y una externa en sincitiotrofoblasto, por fuera de estas vellosidades podemos evidenciar el espacio intervelloso.

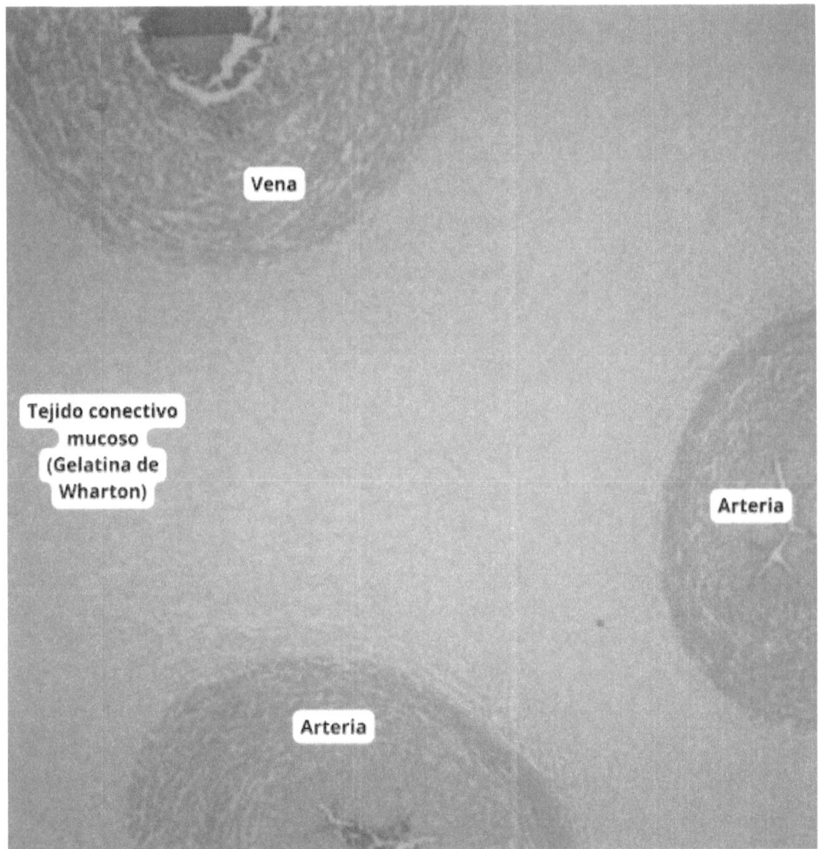

En este corte podemos evidenciar el cordón umbilical, en este podemos encontrar 2 arterias y 1 vena, la vena es colapsable mientras que las arterias no, por lo cual muchas veces al verlo en el microscopio lo podemos ver como una carita feliz o triste, rodeando estas podemos conseguir el tejido conectivo mucoso, el cual se le conoce como gelatina de Wharton.

La circulación placentaria : la sangre desoxigenada del feto va a pasará través de las arterias umbilicales a la placenta, allí de los vasos coriónicos ingresa a los capilares que existen en las vellosidades de la placenta, en esta la sangre se oxigena drenando a las venas coriónicas las cuales forman a la vena umbilical, por otra parte en el espacio intervellosidades se recambia el contenido sanguíneo de 3 a 4 veces por minuto, en este espacio se encuentran las arterias espiraladas, y la sangre que se encuentra en esta es llevada hasta la placa coriónica limitante opuesta al llegar a la placa decidua esta sangre drenará a las venas endometriales y finalmente pasará a la circulación materna.

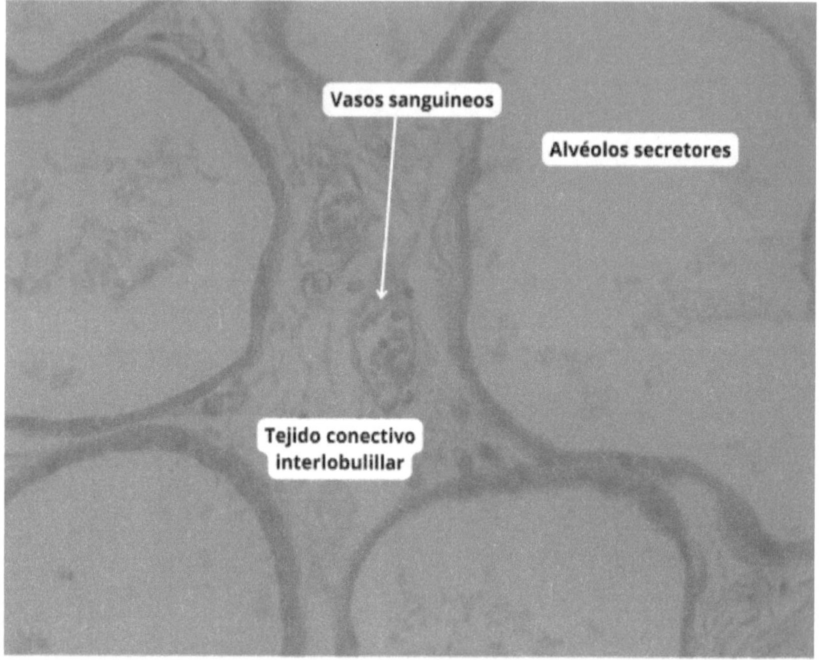

En esta imagen podemos apreciar las glándulas mamarias con sus alvéolos secretores los cuales tienen una secreción de tipo apocrino (la secreción se realiza por un extremo de la célula, lo cual ocasiona una pérdida de una parte del citoplasma de esta), entre los alvéolos podemos evidenciar tejido conectivo interlobulillar el cual es escaso durante el período de lactancia.

En condiciones de lactancia los alvéolos serán como en el corte es decir que sus células son cúbicas bajas (epitelio) mientras que los alvéolos se encuentran dilatados. Sin embargo, en otras etapas de la vida de la mujer cuando la glándula mamaria se encuentra en reposo este epitelio puede ser cilíndrico bajo o cúbico, es importante recalcar que presenta las células mioepiteliales en su periferia lo cual le ayuda a excretar el contenido de los alvéolos. Además, el tejido conectivo interlobulillar e intralobulillar es mas abundante y se evidencian adipocitos.

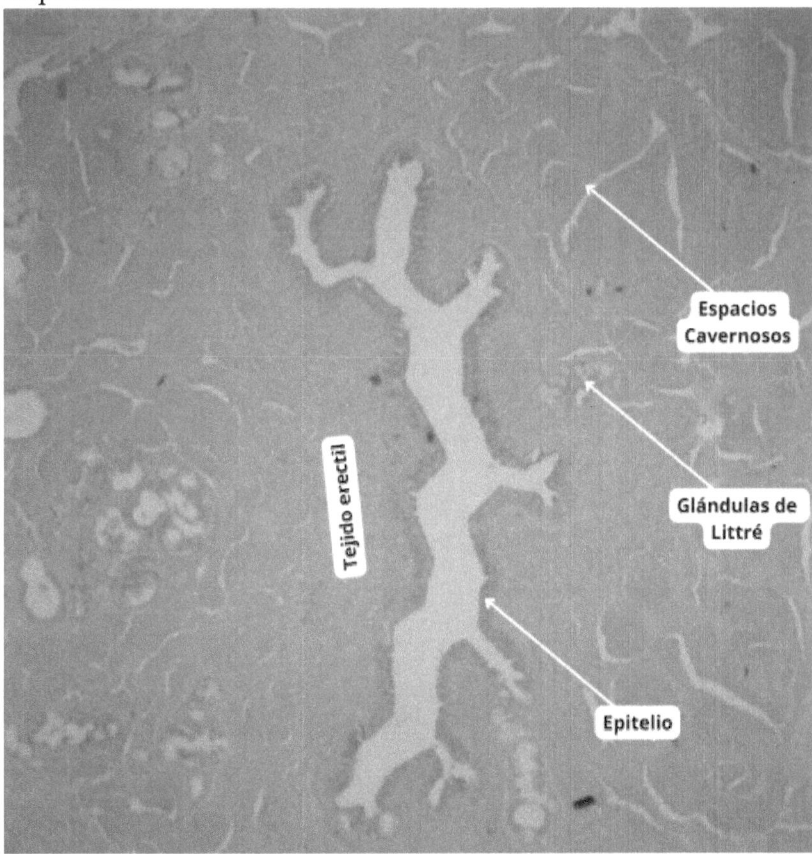

En este corte podemos evidenciar la Uretra masculina, esta se encuentra en el cuerpo esponjoso, por lo cual va a estar rodeada de tejido eréctil los cuales a su vez contiene los espacios cavernosos que se delimitan por endotelio (epitelio plano simple) y están llenos de sangre, el epitelio es pseudoestratificado y es seguido por un tejido conectivo laxo, también podemos conseguir las glándulas de Littré las cuales contribuyen a lubricar el revestimiento epitelial.

Es de recalcar que la uretra masculina por ser más extensa presenta 3 segmentos o porciones (lo cual no ocurre en la uretra femenina) estas porciones son la prostática (la cual esta revestida por un epitelio de transición), membranosa, y esponjosa (estas 2 últimas conformadas por un epitelio seudoestratificado o cilíndrico estratificado).

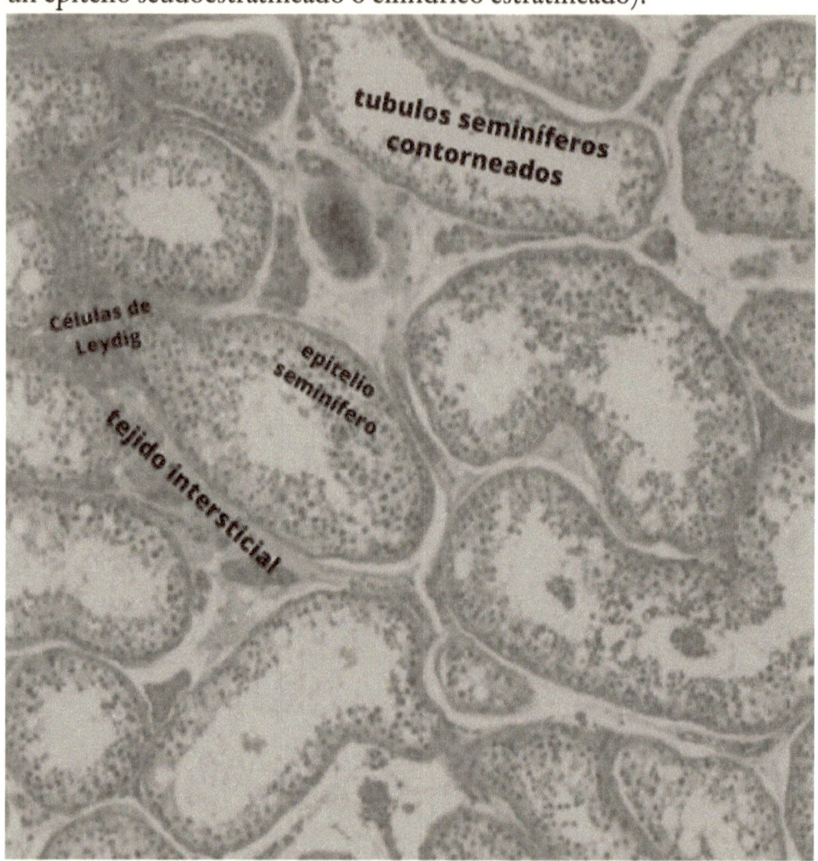

En este corte podemos evidenciar al testículo, en su parénquima encontramos los túbulos seminíferos con su epitelio seminífero el cual es un epitelio estratificado especializado este contiene 2 tipos principales de células los cuales son las de Sertoli y las espermatogénicas (espermatogonias, espermatocitos primarios, secundarios, espermátides y espermatozoides) de estas células las que se encuentran en la membrana basal son las células de Sertoli y las espermatogonias, después de esta membrana se continua con 3 a 4 capas conformadas las células mioides y finalmente el tejido intersticial el cual contiene las células de Leydig (estas se encargan de sintetizar y secretar la testosterona)

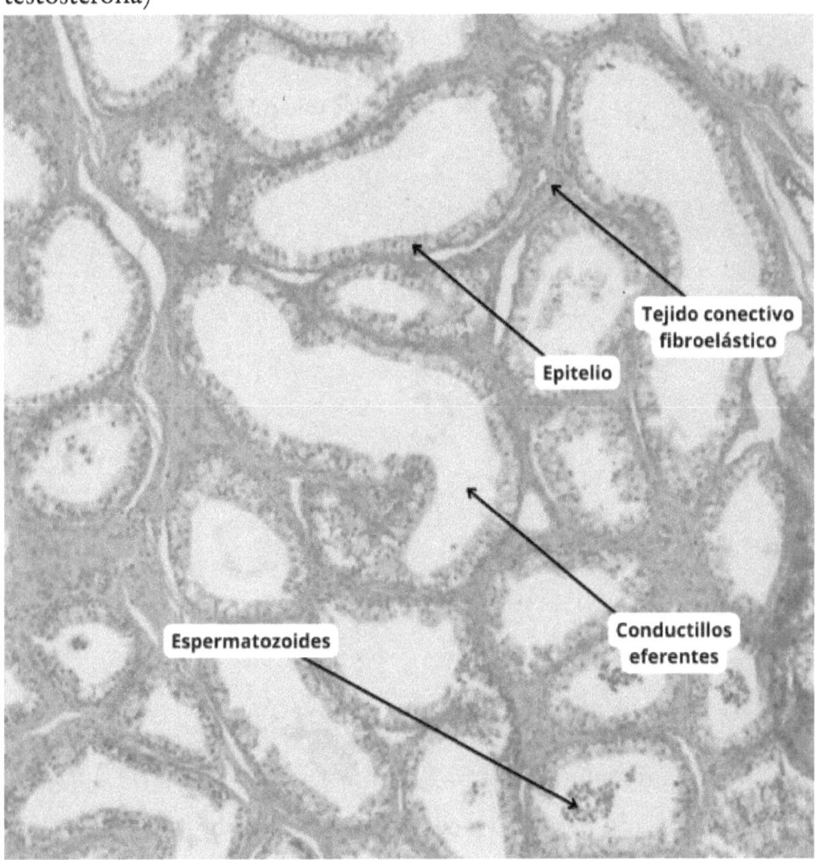

En este corte podemos evidenciar la primera parte del epidídimo denominado conductillos eferentes, aquí se reciben a los espermatozoides de la rete testis, su epitelio es seudoestratificado y a su vez contiene numerosos cilios, está conformado por células principales y células ciliadas, por debajo de su lámina propia se encuentra el tejido conectivo el cual es fibroelástico con células musculares lisas.

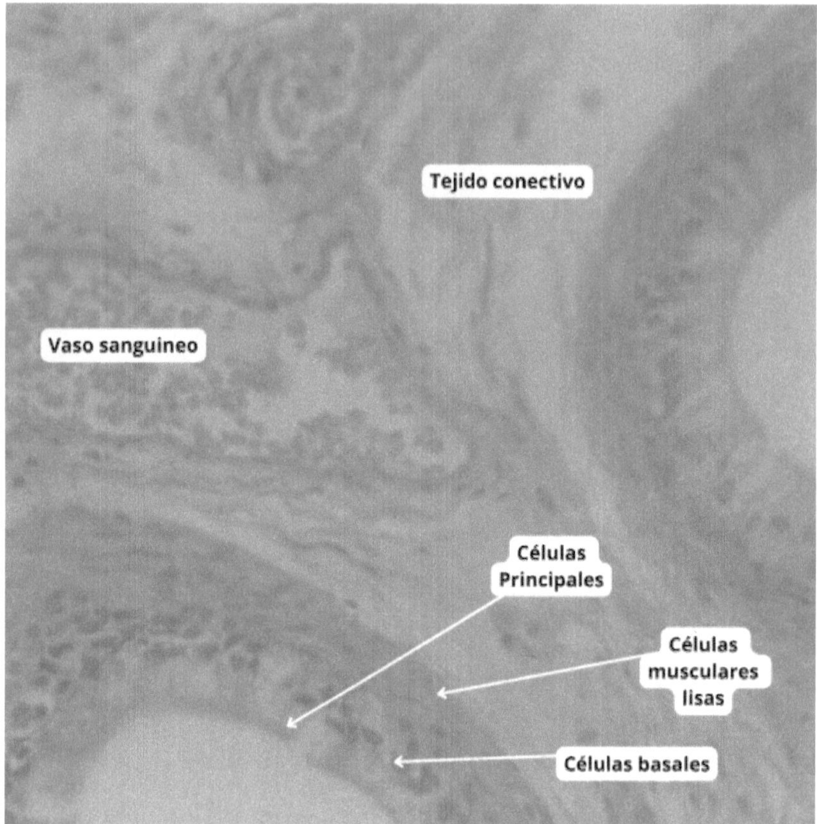

El epidídimo esta conformado por un epitelio cilíndrico seudoestratificado muy alto y ciliado, el cual se conforma por 2 tipos de células las principales (contienen estereocilios, con núcleos ovales) y las basales (núcleos redondos), el epitelio está rodeado por una lámina propia y por varias capas de células musculares lisas las cuales se van engrosando, finalmente se continúa con tejido conectivo laxo, encontrándose vasos sanguíneos y nervios.

En este sentido espermatozoides van adquiriendo movilidad y la capacidad de adhesión a la zona pelúcida a través de los receptores que se encuentran en la plasmalema, y esto a su vez ocurre durante su maduración en el epidídimo.

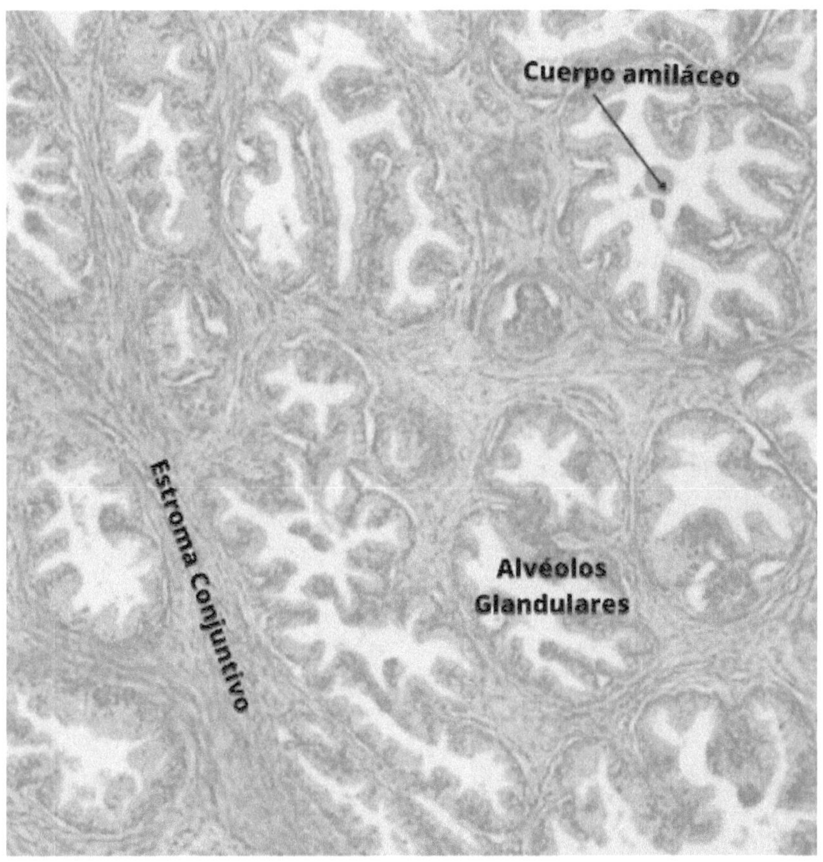

En este corte podemos evidenciar a la próstata, su estroma está conformado por tejido conectivo fibroelastico, y a su vez contiene músculo liso, el parenquima por su parte se conforma por alvéolos glandulares con un epitelio cúbico o cilíndrico bajo simple, estos son muy irregulares presentando en su luz los cuerpos amiláceos, los cuales son redondos, y están compuestos de glucoproteínas (amiloide), las cuales van aumentando con la edad pudiendo calcificarse (concreciones prostáticas), pudiendo aparecer en el esperma.

Sentidos Especiales
Ojo

El ojo es un órgano de sentido especial el cual es uno de los más importantes está dado por los fotoreceptores que se encuentran en la retina en donde por una reacción química la imagen se traduce en impulsos eléctricos y esto mediante el nervio óptico se traduce posteriormente en la corteza cerebral en una impresión visual, el globo ocular es prácticamente esférico se compone de un segmento anterior menor el cual está formada por la córnea y un segmento posterior mayor formado por la esclerótica, los 2 segmentos están separados por el surco escleral externo que se encuentran entre la córnea y la esclerótica o limbo.

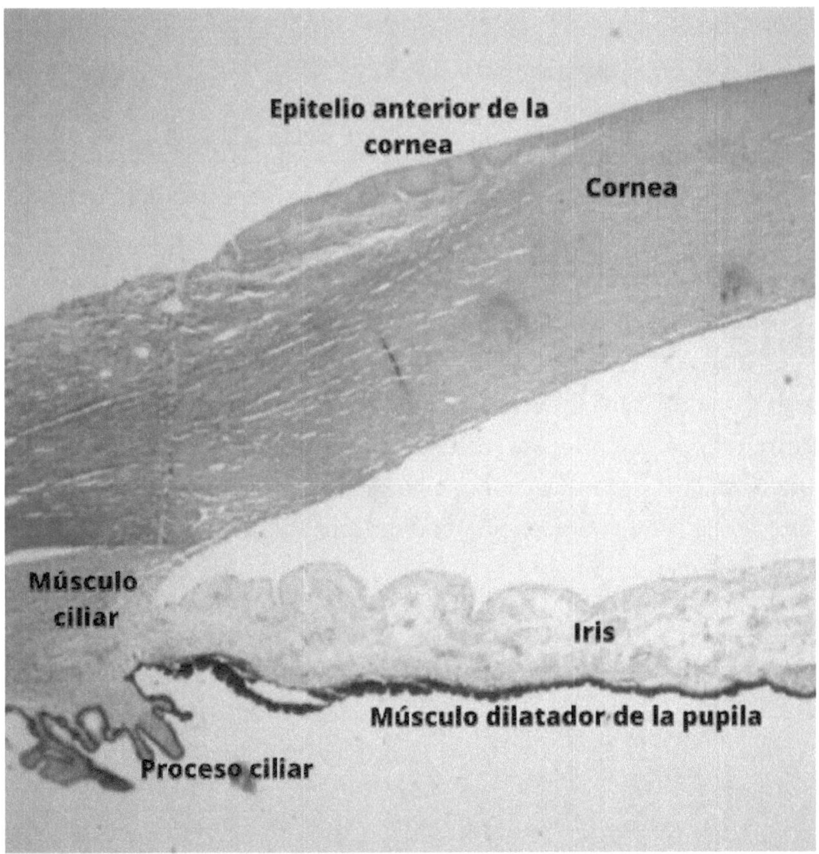

En este corte podemos evidenciar varios segmentos del ojo:

La córnea: Es una estructura compuesta por un epitelio plano estratificado no queratinizado seguido por la membrana acelular de Bowman y seguido por fibras de colágeno las cuales se encuentran de forma regular, finalmente en su cara posterior se encuentra la membrana de Descemet y el epitelio simple el cual puede ser plano o cúbico.

La esclerótica: Se continúa a la córnea, a diferencia de la anterior no es transparente, en esta podemos notar que por debajo de su epitelio posee el tejido episcleral el cual es laxo, posee fibras de colágeno gruesas y su capa más profunda (la lámina supracoroidea) posee melanocitos lo que le confiere la coloración.

Iris: Separa la cámara anterior de la posterior, su segmento medial conforma la pupila, esta conformado por 3 capas: la capa externa (posee fibroblastos y melanocitos) la fibrosa, (contiene las células pigmentadas y el epitelio pigmentario), y la capa posterior (con 2 capas musculares que están formadas por células mioepiteliales entre las cuales se encuentran los músculos del esfínter y el dilatador).

Cuerpo o proceso ciliar: este se compone del epitelio externo pigmentario y otro interno no pigmentado músculo liso en 3 capas, y entre estos una capa vascular, también podemos conseguir las células pigmentadas, y prolongaciones ciliares las cuales se proyectan hacia el interior de la cámara posterior en donde los ligamentos suspensorios lo conectan al cristalino.

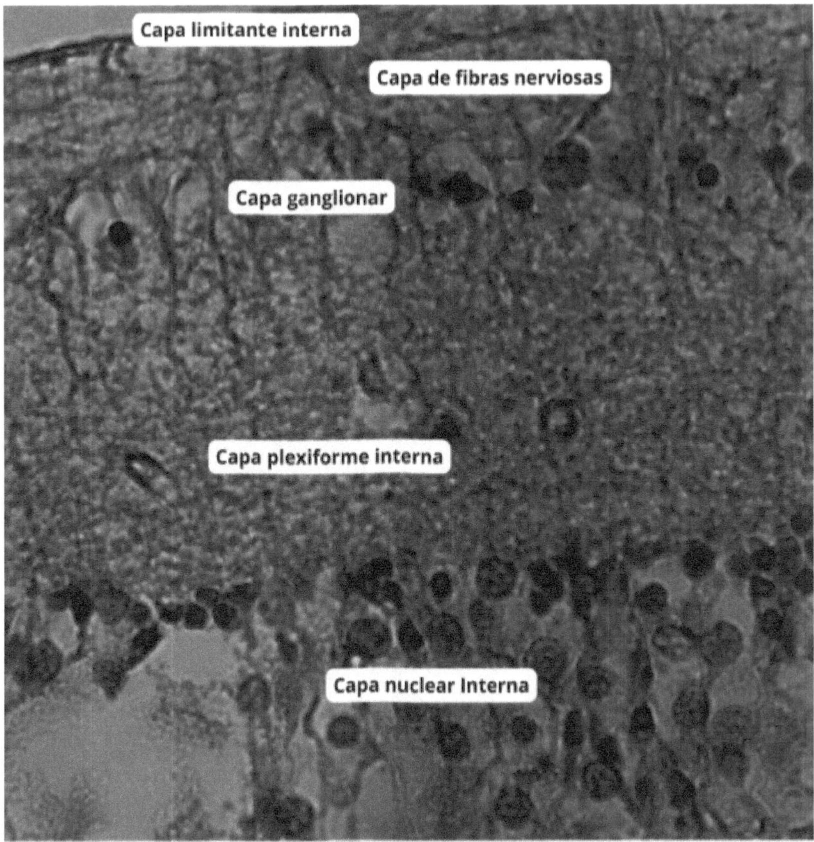

Retina 1er corte (parte más interna) ver la descripción de las capas a continuación

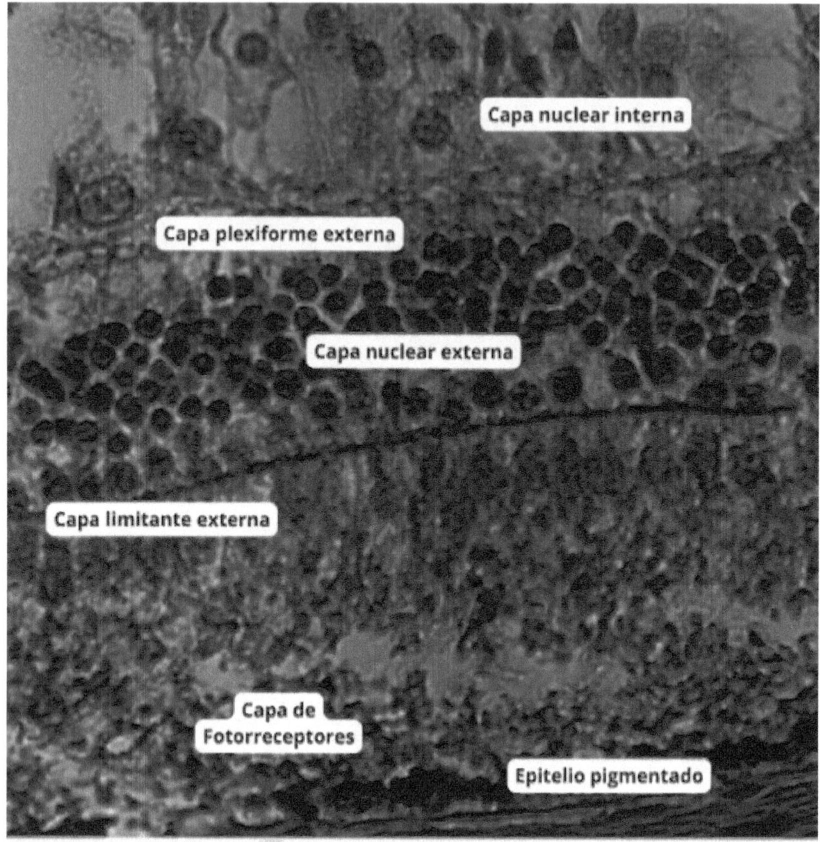

En estos cortes podemos evidenciar la retina recordemos que esta estructura se compone de 2 capas (la pigmentaria y la capa neural) esta última también conocida como pars nervosa contiene tanto elementos neuronales como aquellos que son fotoreceptores, histológicamente podemos evidenciar 10 capas las cuales se encuentran bien definidas y de externo a interno se denominan:

Epitelio pigmentario: también se le denomina pars pigmentosa, se compone de una capa de células cúbicas que está unida por la base a la coroides, el citoplasma de esta contiene melanina y un núcleo ovalado.

Capa de fotoreceptores: en esta podemos conseguir los conos (los cuales son sensibles a la luz alta, generan mayor agudeza visual, es sensible a los colores azul, verde y roja) y bastones (los cuales son sensibles a la luz baja) estos últimos se encuentran en una menor proporción.

Limitante externa: está compuesta por zonulae adhaerentes, los cuales unen la capa de fotoreceptores con las células de Müller.

Nuclear externa: en esta se encuentran los núcleos de los conos y bastones.

Plexiforme externa: es una zona en donde las células de los conos y bastones establecen una sinapsis con las neuronas bipolares, también existen unas células horizontales a este nivel que son multipolares.

Capa nuclear interna: En esta se ubican las células de Müller las cuales poseen núcleos aplanados y sus prolongaciones citoplasmáticas se extienden a las capas limitantes tanto internas como externas

Capa ganglionar o plexiforme interna: esta ocupada por las prolongaciones de células amacrinas, axones de neuronas bipolares, dendritas de células ganglionares, las prolongaciones de las células de Müller, y células de astroglía.

Capa de fibras nerviosas: los axones que la conforman de las células ganglionares se dirigen al disco del nervio óptico, las fibras son amielínicas.

Capa limitante interna: se compone de las prolongaciones de las células de la astroglía y de los extremos internos de la célula de Müller.

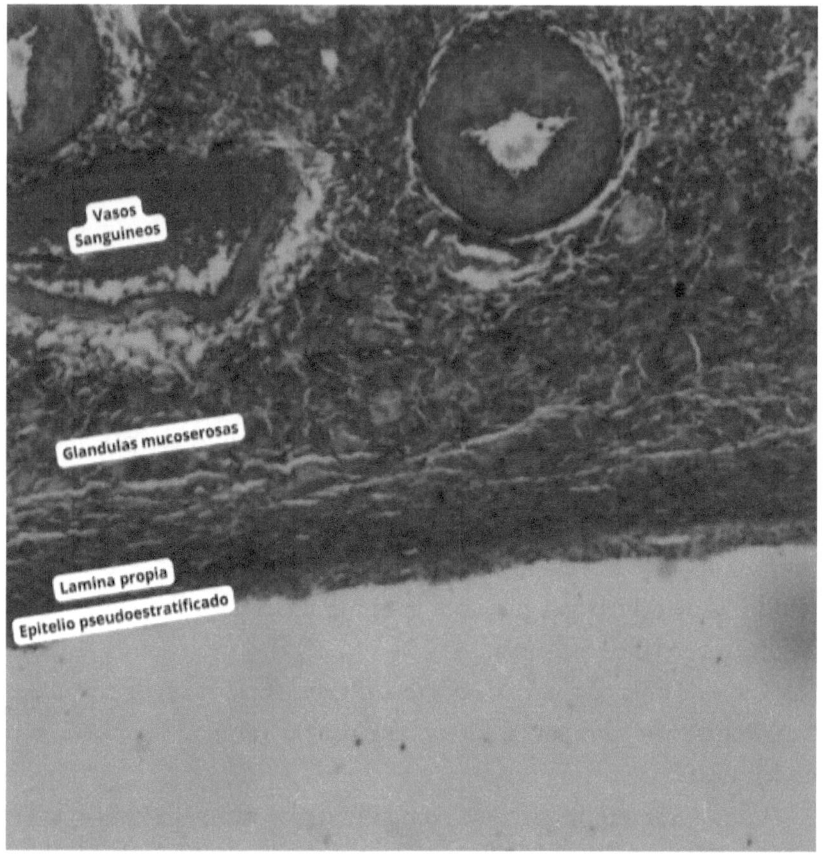
Vasos
Sanguineos
Glandulas mucoserosas
Lamina propia
Epitelio pseudoestratificado

Sentido especial: olfato

En este corte podemos evidenciar la mucosa nasal donde se evidencia un epitelio cilíndrico seudoestratificado ciliado, además de esto contiene células caliciformes se continúa con la lámina propia y un tejido conectivo de colágeno denso en donde podemos conseguir las glándulas mucoserosas, y finalmente el periostio o pericondrio nasal.

La mucosa olfatoria representa a penas $2cm^3$ el epitelio en esta zona pasa a ser cilíndrico pseudoestratificado alto conformado por las células olfatorias, de sostén y basales, en su tejido conectivo podremos apreciar a las glándulas de Bowman estas son serosas y sus secreciones actúan como solvente de las sustancias aromáticas.

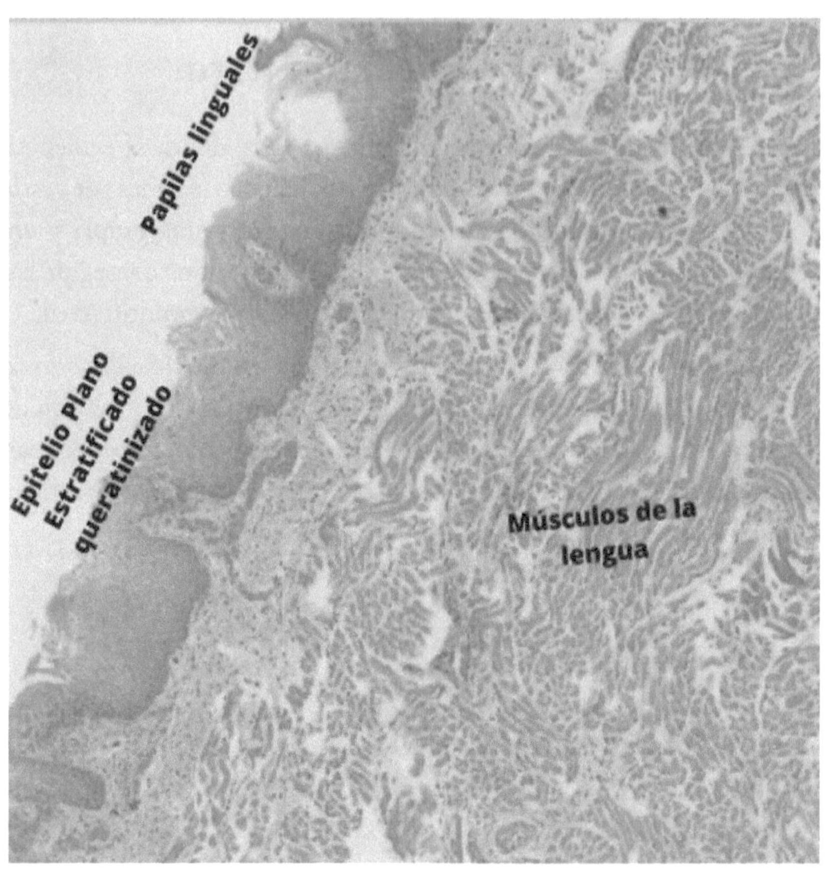

Papilas linguales
Epitelio Plano Estratificado queratinizado
Músculos de la lengua

Sentido especial: Gusto

En este corte podemos evidenciar las papilas linguales, la mayoría de estas papilas tienen corpúsculos gustativos exceptuando las papilas filiformes, el epitelio por el cual están conformados es el epitelio plano estratificado paraqueratinizado.

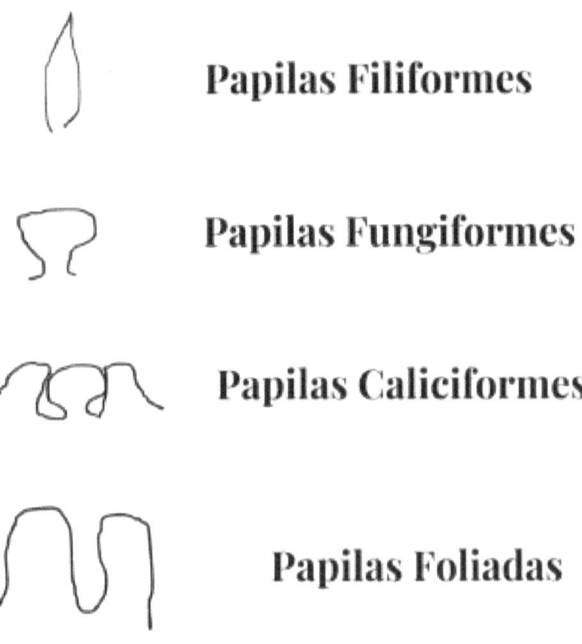

En este croquis podemos evidenciar a las papilas gustativas a continuación la descripción de estas:

Las papilas Filiformes: no poseen corpúsculos gustativos, son las más abundantes y ayudan con el aspecto aterciopelado de la lengua. Se encuentran en toda la cara dorsal.

Papilas Fungiformes: se denominan así por su semejanza a los hongos (reino fungi), se encuentran en una menor proporción en comparación a las filiformes, estas papilas poseen corpúsculos gustativos, son de un color rojizo intenso, se encuentran de forma más acentuada en la punta de la lengua y en la zona anterolateral.

Papilas Foliadas: se le denominan de esta forma por la similitud a los folios de un libro, se encuentran en la zona posterolateral de la lengua, en donde cada papila se separa de la otra por el surco interpapilar, en este sentido estas papilas son más abundantes en recién nacidos que en la adultez y poseen corpúsculos gustativos.

Papilas Caliciformes: se encuentran en la V lingual, en menor proporción con respecto a las anteriores (7-12 papilas) sin embargo son las de mayor tamaño, además de esto poseen un surco circunvalador donde se encuentran los conductos de las glándulas de Von Ebner (glándula serosa), además de esto posee corpúsculos gustativos.

Quisieras repasar otros temas síguenos en nuestro canal de telegram dedicado para nuestros estudiantes de Salud

https://t.me/+3FKG5fZqzkRiZTcx

Also by Ksenia Basov

Conocimientos básicos odontológicos
Fármacología básica para el odontólogo
Urgencias médicas en el consultorio odontológico
Enfermedades sistémicas en el consultorio odontológico

Plus universitario
Tecnicas de estudio
Atlas de histología
Atlas de parasitología
Atlas de microbiologia

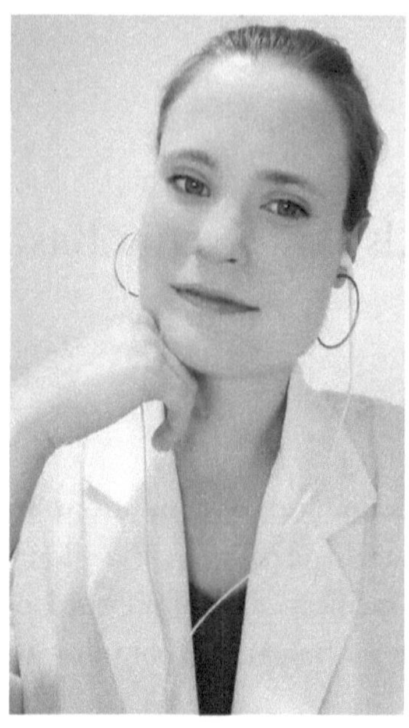

About the Publisher

Hola mi nombre es Ksenia Basov y mi propósito es ayudarle a crecer y a continuar con su formación odontológica-quirurgica para mejorar la calidad de tratamiento en su consultorio odontológico, le dejo un resumen curricular de mi persona para conocernos mas :)

-Cirujano Oral y Maxilofacial egresada de la Universidad de Carabobo con sede Hospital Universitario Dr. Angel Larralde

-Docente colaborador en Cátedra Morfofunción micro y Morfofuncion Macro de la Universidad Tecnológica Equinoccial

-Creadora de Cursos, Ebooks, y Audiolibros que impulsan a los odontólogos mejorando con una formación contínua.

-Conferencista internacional con múltiples colaboraciones con el Colegio de Odontólogos de Venezuela, Colegio de Odontólogos de Cojedes, instituciones privadas tales como: Dentslife (España), Social UDD (Chile), Socieo (Venezuela), Soceo UACH (Chile), Lifedent T academy (Colombia)

-Múltiples publicaciones en artículos científicos.

-Creadora de Contenido en Pág web propia y redes sociales (YOUTUBE, Instagram)

Pág Web: estudiantedesalud.com

YouTube: Estudia facil salud

instagram: @estudiafacilsalud